**밥상 119 콜!
음식 처방전
받아가세요!**

약 대신 음식으로 병을 이기는
기적의 건강 밥상 프로젝트

약부터 끊으셔야겠습니다

에프북 지음 | 이원영(한의학 박사 · 미주 중앙일보 논설위원) 감수

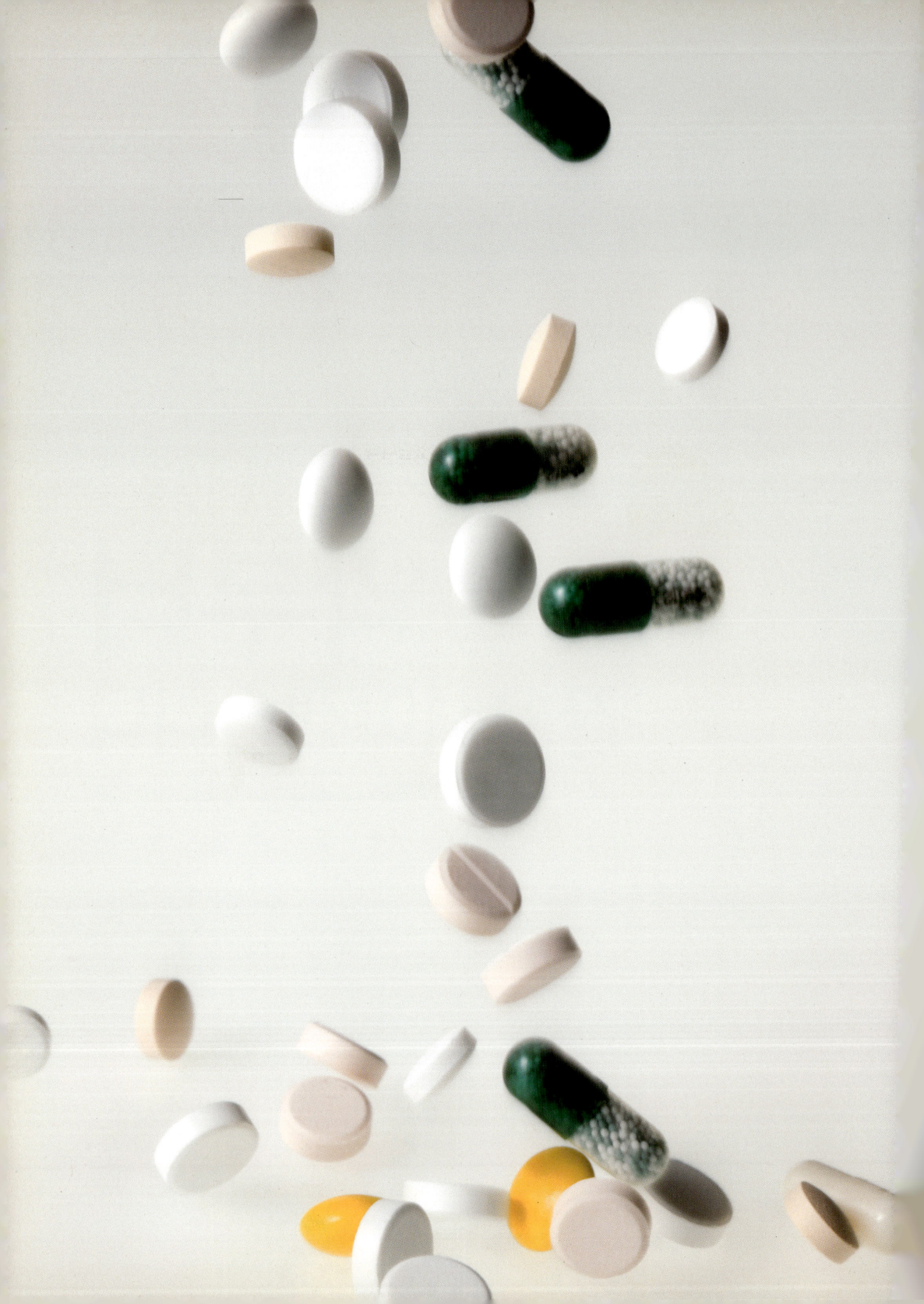

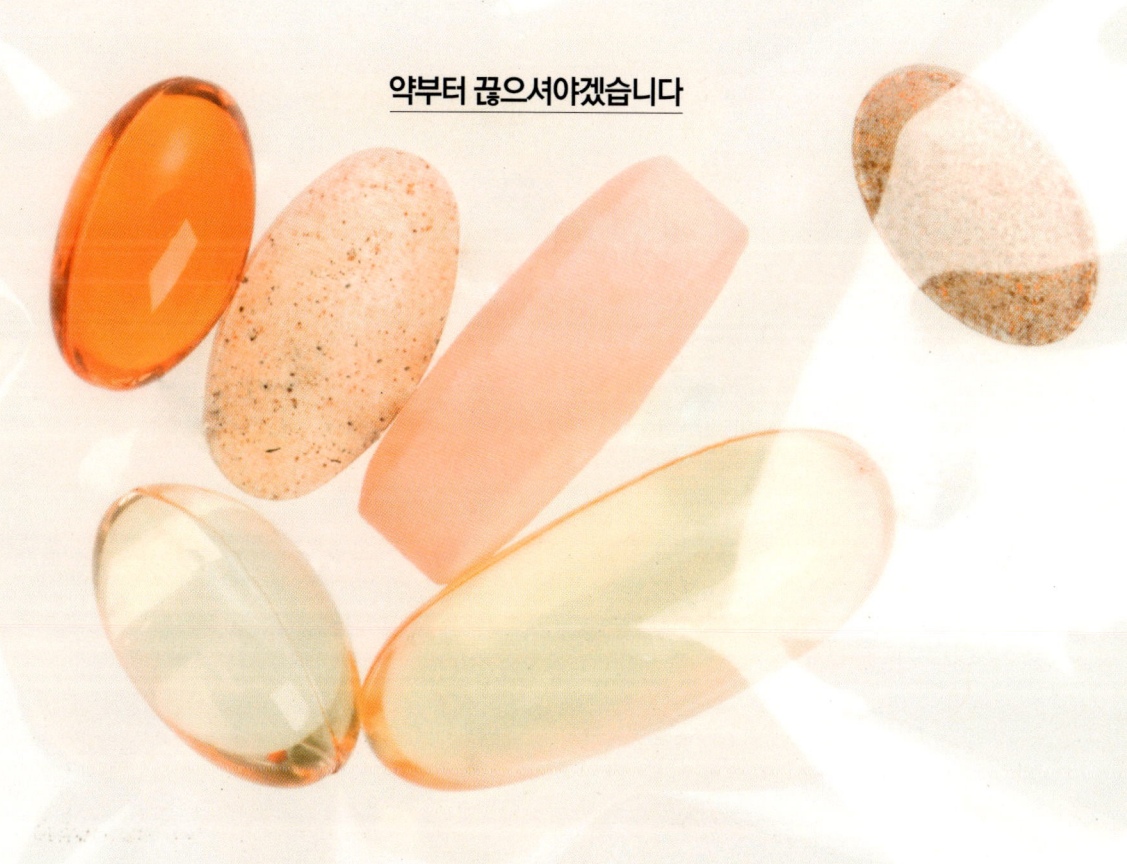
약부터 끊으셔야겠습니다

Contents

06 / **Prologue** 밥보다 약을 더 많이 먹으면서 연명하는 참으로 한심한 '나'에게 일침을 가하다
10 / **Super message** 약 없이 살아보기 위한 첫걸음은 체질을 알고 몸이 기뻐하는 음식을 선택하는 일
14 / 체질별 특징 & 음식 바로 알기
16 / 병원 가지 않고 다스리는 우리 집 응급 처방전

Section 1 생명을 품은 씨앗 곡류

26 / 원기 회복, 탈모 예방, 니코틴 해독 **검은깨**
27 / 면역기능 강화, 빈혈 예방, 변비 해소 **검은쌀**
29 / 해열해독 작용, 갈증 해소, 피로 해소 **녹두**
30 / 변비 개선, 당뇨병 완화, 기력 회복, 소화 흡수 **메밀**
31 / **plus tip 1** 건강한 몸을 만드는 조리 습관
32 / 오장 건강, 이뇨 작용, 소화 촉진, 부기 제거, 다이어트 **보리**
33 / 스태미나 강화, 비만 개선, 이뇨 작용, 근육통 완화 **율무**
34 / 다이어트, 골다공증, 탈모예방, 당뇨병·심장병·고혈압 완화 **콩**
   콩으로 만든 식품 1 **된장** | 콩으로 만든 식품 2 **두부**
37 / 설사 및 변비 개선, 부기 완화, 과음 후 구토 방지 **팥**
38 / 각종 성인병 예방과 완화, 소화 기능 증진, 다이어트, 성장 발달 **현미**

Section 2 자연 그대로의 먹거리 채소류

42 / 면역력 강화, 다이어트, 숙취 해소, 성인병 예방 **감자**
43 / 변비 해소, 위장 강화, 다이어트, 성인병 예방 **고구마**
45 / 혈액순환 촉진, 식욕 증진, 다이어트, 기관지염 완화 **고추**
46 / 지혈작용, 스트레스 완화, 식중독 예방, 흡연자에게 도움 **깻잎**
48 / 폐 기능 활성화, 시력 개선, 과민성 대장염 완화 **당근**
49 / 자양 강장, 마른 기침·피부 건조 방지 **더덕**
50 / 항암 작용, 기관지염 예방, 혈액순환 개선 **마늘**
51 / 소화불량 완화, 위장 강화, 기침 치료, 해독 기능 **무**
52 / 간과 폐의 건강, 해독 기능, 숙취 해소, 두통 완화, 생리통 개선 **미나리**
53 / **plus tip 2** 근육과 관절이 약한 가족을 위해 준비하는 맞춤 약
54 / 감기 치료, 변비 개선, 해독 작용 **배추**
55 / 항암 작용, 각종 성인병 예방 **버섯**
56 / 위궤양 개선, 위장 보호, 냉증 완화, 자양 강장 **부추**
57 / 유방암 억제, 피부 노화 방지, 항산화 효과 **브로콜리**
59 / **plus tip 3** 시장에서 구입하는 생활 한약재, 어디에 좋을까?
60 / 저혈압과 빈혈 개선, 불면증 완화, 두피 건강 **상추**
61 / 해독 작용, 천연 살균, 감기 완화, 수족 냉증 개선 **생강**
62 / 동맥경화·암 예방, 성장 촉진, 빈혈 개선 **시금치**
63 / 여성 냉증 및 생리통 완화, 자궁 건강, 해독 작용 **쑥**
64 / 요도 질환 완화, 변비 치료, 해열, 다이어트 **아욱**

65 / 다이어트, 위장 장애 예방 및 완화, 소화 기능 개선 **양배추**
66 / 당뇨병 및 각종 성인병 예방, 스태미나 강화 **양파**
67 / *plus tip 4* 아이들을 위해 준비해 두는 천연 약
68 / 지혈 작용, 설사 치료, 숙취 해소, 속 쓰림 완화 **연근**
69 / 피로 및 갈증 해소, 해열, 이뇨 작용, 부종 완화 **오이**
70 / 원기 회복, 혈액순환 개선, 중풍 예방, 변비 완화 **죽순**
71 / 갈증 해소, 해열, 숙취 해소, 갱년기 장애 개선 **칡**
72 / 위장병 완화, 각종 성인병 예방, 빈혈 개선 **케일**
73 / 감기 예방, 숙취 해소, 해열 작용 **콩나물**
74 / 신장 기능 강화, 해열, 염증 완화, 고혈압 예방 **토란**
75 / 감기 예방, 불면증 개선, 발한 작용 **파**
76 / 각종 성인병 예방, 항암 작용, 피로 해소 **토마토**
77 / 당뇨병 예방 및 완화, 이뇨 작용, 부기 제거 **호박**
79 / *plus tip 5* 알아 두면 득이 되는 견과류 정보
80 / *plus tip 6* 맛있게, 건강하게! 흔히 먹는 과일의 영양과 효능

Section 3 골라 먹어야 약이 되는 **육류 · 해산물**

84 / 원기 회복, 피부 미용, 감기 예방 및 치료, 다이어트 **닭고기**
　　닭이 낳은 식품 **달걀**
86 / 피로 해소, 중금속 해독, 당뇨로 인한 체중 저하 및 변비 개선 **돼지고기**
87 / 근력 보호, 피로 해소 **쇠고기**
88 / 혈관계 질환 예방, 원기 회복, 피부 미용 **오리고기**
89 / 콜레스테롤 수치 감소, 기억력 향상, 심장병 예방 **고등어**
　　plus tip 7 몸을 살리는 컬러 푸드, 그 색색의 비밀 1
90 / 간 기능 회복, 빈혈 예방, 호르몬 분비 촉진 **굴**
91 / 성장 발육, 허약 체질 개선, 두뇌 개발, 각종 성인병 예방 **꽃게**
　　plus tip 8 몸을 살리는 컬러 푸드, 그 색색의 비밀 2
92 / 스태미나 강화, 빈혈 예방, 근육 및 뼈의 건강, 다이어트 **낙지**
93 / 다이어트, 변비 해소, 혈압 강하, 소화불량 개선 **다시마**
94 / 빈혈, 골다공증, 디스크 예방 **멸치**
95 / 콜레스테롤 저하, 고단백 영양 보충 **대구**
96 / 간기능 회복, 콜레스테롤 저하, 피로 해소 **모시조개**
　　plus tip 9 매일 먹으면 약이 필요 없는 **올리브 오일**
97 / 성인병 예방, 콜레스테롤 저하, 피로 해소 **문어**
　　plus tip 10 매일 마시면서 몸을 다스리는 **녹차**
98 / 산후 조리, 혈액 순환, 다이어트 **미역**
99 / 냉증 완화, 저혈압 및 식욕부진 개선 **새우**
100 / 동맥경화 예방, 면역력 증진 **연어**
101 / 간 기능 개선, 혈액 정화, 순환기 질환 개선 **오징어**

밥보다 약을 더 많이 먹으면서 연명하는
참으로 한심한 '나'에게 일침을 가하다

Prologue

저는 이른바 '잔병의 1인자'라고 할 수 있는 사람입니다. 일단 상당히 오랜 역사를 자랑하는 고질병, 비염이 있습니다. 스물아홉, 출산 직후에 체질이 바뀌었는지 알레르기성 질환들이 몸 곳곳에서 출몰했는데, 그중 비염은 후퇴하는 법이 없이 지속적으로 생존했지요.

네, 따로 물 마실 필요가 없을 만큼 콧물을 들이마시면서 살았더랬습니다. 하도 훌쩍거리는 통에 품격은 바닥으로 떨어져버린 지 오래였습니다. 별 수 없이 비염을 위한 명약(?), 그러니까 코감기 약을 챙기기 시작했습니다. 막히거나, 줄줄 흐르거나, 재채기를 뿜어대는 데야 방법이 없지 않겠습니까? 그렇게 하루도 빼놓지 않고 코감기 약과 동행한 지 어언 20년이 넘었습니다.

코감기 약, 그거 참 괴롭습니다. 코는 뻥 뚫릴지 모르지만 먹었다 하면 병든 닭처럼 졸음이 쏟아집니다. 머리는 멍하고, 눈도 살짝 풀립니다. 그래도 코를 고치기 위해서 약을 먹고는 일단 좁니다. 입맛? 사라집니다. 그래도 먹어야 살기에 애써 먹긴 하는데, 뭘 좀 먹으면 바로 체합니다. 그럼 또 참다못해 소화제를 먹습니다.

직장에 나와서도 코약이 남기는 멍한 기운 때문에 일의 능률이 오르지 않으니 늦게까지 일합니다. 하루 종일 컴퓨터 앞에 앉아서 자판을 두드리거나 책장을 펄럭이다 보니 어느 날부터 왼쪽 팔이 저리면서 목이 잘 돌아가지 않더군요. MRI를 찍어보니 목 디스크랍니다.

하! 수술을 할 것이냐, 약을 먹으면서 운동할 것이냐, 고민하다가 약 먹는 쪽을 택했습니다. 운동? 물론 안 했지요. 먹고살기 바쁜데 운동할 시간이 어디 있나요. 그런데 관절 계통의 약은 정말 독합니다. 먹으면 무조건 속이 쓰립니다. 그래도 어쩔 수 없습니다. 밥 먹고 나면 비염 약을 먹고 목 디스크 약도 먹습니다.

이런저런 약들 때문에 속이 많이 상했는지 역류성 식도염이라는 또 하나의 질병도 얻었습니다. 목에 돌덩어리가 하나 걸려 있는 것 같고 가슴이 타들어가는 듯 쓰립니다. 그래서 또 추가합니다. 식도염 약!

어디 그뿐인가요. 두통, 생리통은 수시로 겪는 질병이니 진통제도 늘 가까이 있습니다. 장이 안 좋아서 뭐만 좀 먹으면 설사가 잦은 탓에 '정*환' 같은 지사제도 늘 상비합니다. 나이를 먹을 만큼 먹었는데도 눈에 자꾸 다래끼가 나는 통에 안과 다니면서 소염제와 항생제도 꽤 먹습니다. 나이 먹은 여자들이 흔히 겪는 방광염 증세도 곧잘 오는 통에 또 약을 먹고, 약으로 연명하다 보니 면역력이 약해져서 유행성 감기 같은 것도 잦으니 그럴 땐 또 종합 감기약을 먹습니다. 아아! 먹고, 먹고, 또 먹습니다. 밥도 아니고, 물도 아닌 약을 말입니다.

"밥 먹자, 선배."

"나 배불러."

"왜? 점심 먹었어?"

"아니, 약을 하도 많이 먹어서 배불러."

"그래? 잘했네. 선배는 죽어도 썩지 않겠다. 항생제를 그렇게 온몸에 차곡차곡 비축했으니!"

네, 그럴 것 같습니다. 참 좋겠구먼요. 죽어서도 썩지 않을 방부제 육신을 가지고 있으니…. 더 이상 이렇게 살 수는 없다고 마음을 다잡았습니다. 맛있고 좋은 음식이 이토록 많은 세상에서 일생에 도움이 안 되는 쓴 약을 먹으며 겨우 목숨만 부지할 수는 없는 노릇 아닙니까. 그래서 건강하고 바른 음식에 깊은 관심을 쏟기 시작했습니다. 약 좋아하는 저, 그리고 저희 '에프북'의 모든 가족들이 말입니다.

책 만드는 사람들이 모여 있는 회사 에프북. 누구는 다이어트를 위해서, 누구는 갑상선 항진증을 치료하기 위해서, 누구는 심한 변비 체질을 바꾸기 위해서, 누구는 식당 밥을 먹으면 토할 것 같은 기분이 들어서…. 저마다의 이유로 현미밥과 채식을 삶 속으로 끌어들였습니다. 회사에 전기 압력밥솥을 들여놓고, 회사 냉장고에 채소와 갖은 반찬들을 채워 넣었습니다.

점심도, 저녁도 그렇게 도란도란 해먹기 시작한 지 제법 시간이 흘렀습니다. 달라졌느냐고요? 네! 달라졌습니다. 다이어트를 위해 시작한 친구의 몸무게는 확실히 줄었고, 변비로 고생하던 친구도 상당히 개선되었으며, 갑상선 질환을 앓고 있는 친구의 무기력감이나 피로감도 눈에 띄게 좋아졌습니다. 무엇보다 저! 밥보다 약을 더 많이 먹으며 살아온 제가 거의 모든 약을 끊었습니다. 물론, 좀 더 두고 지켜봐야 할 일이겠습니다만, 이 기운대로 쭉 가다 보면 모두가 펄펄 날아다니지 않을까 싶습니다. 하하하!

약과 함께 살 수밖에 없었던 지난날들. 약이 몸을 망친다는 것을 몰라서는 아니었습니다. 게을러서였고, 분주한 척 사느라 그랬고, 귀찮아서였기도 했습니다. 입에 좋은 음식을 먹고 사는 게 좋아서 몸이 원하는 음식 같은 것은 쳐다보지도 않았던 거지요. 아니, 몸이 기뻐할 음식이 무언지를 알면서도 자꾸 미뤄두었던 것 같습니다. 그렇게 살기 위해서는 너무 많은 것들을 바꿔야 하니까 말입니다.

『약부터 끊으셔야겠습니다』는 약이 필요한 순간에도 절대로 약을 먹지 말고 기도에 임하라는, 이른바 무슨 신흥 종교의 주장 같은 내용을 담은 책이 아닙니다. 약에만 의존하던 그 마음을 일상 속의 음식으로 옮겨 보자고 제안하는 책입니다.

약이란 본디 증상을 개선할 수는 있으나 건강한 몸을 만들 수는 없는 법입니다. 게다가 약의 함정이란 매우 약과 함께 살 수밖에 없었던 지난날들. 약이 몸을 망친다는 것을 몰라서는 아니었습니다. 게을러서였고, 분주한 척 사느라 그랬고, 귀찮아서였기도 했습니다. 입에 좋은 음식을 먹고 사는 게 좋아서 몸이 원하는 음식 같은 것은 쳐다보지도 않았던 거지요. 아니, 몸이 기뻐할 음식이 무언지를 알면서도 자꾸 미뤄두었던 것 같습니다. 그렇게 살기 위해서는 너무 많은 것들을 바꿔야 하니까 말입니다.

깊어서 한 번 발을 들여놓으면 자꾸 빠져드는 습성이 있습니다. 아무렇게나 먹고, 병에 걸리면 약을 먹어 증상을 완화하는 생활. 이제 더 이상 그렇게 내 몸을 혹사시킬 수는 없는 노릇입니다.

이 책은 에프북 에디터들이 오랜 세월 언론사 기자로 일하며 취재와 조사를 통해 차곡차곡 쌓아둔 '음식에 대한 정보와 기록'입니다. 물론 깐깐한 의료진의 감수도 거쳤습니다. 약보다는 좋은 음식을, 더 몸에 좋게 먹자는 취지에서 만든 결과물이라고나 할까요. 한 권쯤 갖춰두고 있으면 매일매일 식재료를 구입할 때나 조리할 때 제법 도움이 될 것입니다.

"식사법이 잘못되었다면 약이 소용없고, 식사법이 옳다면 약이 필요 없다."

고대부터 이어온 인도 전통 의학 아유르베다에 나오는 말입니다. 약보다 음식이 더 중요하다는 것을 한 방에 알려주는 구절입니다. 요즘처럼 몸을 해치는 것들이 도처에 널려 있는 세상에서는 좋은 음식과 건강한 습관으로 내 몸을 단단하게 만드는 것만이 최선입니다. 그러니 오늘부터라도 몸이 좋아하는 음식을 가까이 하며 무병 시대로 가는 길을 열어보시기를 바랍니다.

"건강을 유지하는 유일한 길은 원하지 않는 것을 먹고, 좋아하지 않는 것을 마시고, 하기 싫은 일을 하는 것이다."

마지막 인사로 『톰 소여의 모험』을 집필한 대작가 마크 트웨인의 명언 한마디 남기고 가겠습니다. 부디 약 없이도 얼마든지 잘살 수 있는 건강한 몸을 만드는 데 마음을 두고 사시길 바랍니다.

이 책을 만든 '에프북'을 대표하여 김수경 씀

자연과 건강에 대한 관심이 급증하고 있다. 몸에 좋다는 식품이 불티나게 팔리고, 건강 밥상 차리기에 대한 관심도 그 어느 때보다 높아졌다. 손쓸 수 없을 만큼 심각하던 질병을 고친 사람들 중에는 약이 아닌 체질과 건강을 고려한 좋은 음식이 치료의 핵심이었다고 말하는 경우가 적지 않다. 이처럼 음식에 대한 중요성을 강조하는 목소리가 점점 더 높아지고 있는 요즘이다.

사람들은 막상 몸이 아프고 나서야 자신과 가족을 뒤돌아본다. 무심했던 한 끼 식사와 평소의 생활습관이 건강을 좌우한다는 것도 뒤늦게 깨닫는다. 아플 때 먹는 약보다 매일 먹는 식품에 신경을 써야 건강하게 살 수 있다는 뒤늦은 자성의 목소리가 쏟아져 나오고 있다. 하지만 건강식품이라고 해도 자신의 건강 상태와 체질에 따라 약이 될 수도 있고, 독이 될 수도 있다. 중요한 것은 어떤 음식을 어떻게 먹어야 하느냐는 것이다.

소박한 우리 식 옛 식단이 다이어트식이자 장수 식단이라는 것은 잘 알려진 사실. 서울대 체력과학노화연구소에서 조사한 결과 건강하게 100세 이상 살고 있는 노인들은 싱싱한 채소, 콩, 해조류를 즐겨 먹는다고 밝혔다. 그저 오래 사는 것만이 능사가 아니라 건강하게 오래 살아야 하고, 이를 위해선 이런 소박한 밥상을 매끼 챙겨 먹어야 한다는 것. 좋은 식품을 먹는 것도 기본이지만 어떻게 먹어야 하는지에 대해서도 한번쯤 생각해보아야 한다.

첫째, 소식(小食)이 천하의 명약이다

흔히 '잘 먹는 게 보약이다'라고 말한다. 여기에서 오해하지 말아야 할 것은 잘 먹는다는 것이 많이 먹는 것과 같은 뜻은 아니라는 사실이다. 짜고 매운 음식을 피하고 유기농 식품만 골라 먹는 것이 능사는 아니다. 아무리 좋은 음식이라도 과식은 금물, 과식이야말로 건강을 해치는 나쁜 습관이다.

내장 기관이 활동적으로 일할 수 있으려면 배가 고플 때 필요한 양만큼만 배를 채우는 것이 기본이다. 식사 때가 되었으니 무조건 먹어야 한다는 생각보다는 하루 활동량에 비례해서 식사량을 조절하는 것이 바로 내 속을 편안하게 하고, 내장 기관들이 적당하게 운동할 수 있도록 도와주는 첫 번째 비결이라고 할 수 있다. 그런 의미에서 요즘 건강 식사법으로 주목받고 있는 간헐적 단식도 같은 맥락이라고 볼 수 있다.

둘째, 주식(主食)에 힘주는 식사가 좋다

사람들은 흔히 주식을 세끼 식사, 부식을 간식이라고 생각하는 경향이 있다. 그러나 건강한 식생활에서 말하는 주식이란 잡곡밥, 부식은 반찬을 의미한다. 과거 우리의 선조들은 제삿밥을 제외하고는 쌀만으로 밥을 지어 먹는 일이 없었다. 갖은 잡곡은 물론 채소와 나물 등을 함께 넣고 조리해 밥만으로도 영양과 칼로리 섭취가 가능했다. 그 시절의 지혜를 되살려 풍성한 영양이 담긴 주식을 준비하는 것이 방법이다.

밥에 힘을 주는 반면, 반찬은 되도록 양념을 절제하여 싱겁게

SUPER MESSAGE

약 없이 살아보기 위한 첫걸음은
체질을 알고 몸이 기뻐하는 음식을 선택하는 일

간을 하는 것이 좋다. 식품 본연의 빛깔이나 향을 살려서 요리할 것을 권한다. 국이나 찌개를 밥상의 중심으로 여기며 많이 먹는 것도 좋지 않은 식습관이다. 국물 요리가 없이는 밥을 먹기 힘든 경우라면 되도록 심심하게 간을 해서 끓여야 한다. 맵고 짜게 먹는 것은 위암, 뜨거운 밥과 국 등을 선호하는 것은 후두암 등을 유발할 가능성이 있다는 것도 좋은 식습관 만들기를 위해 기억해두도록 한다.

셋째, 좋은 토양에서 자란 정직한 식품을 선택하라
옛날 문헌을 살펴보면 우리 조상이 먹은 음식의 종류가 3천 가지 이상이었다고 한다. 농약이나 제초제는 흔적도 없는 깨끗한 땅에서 정직하게 기른 유기농 식품을, 천연 조미료로 맛내어 정성을 가득 담아 지은 밥과 찬을 먹던 옛날에 비해 지금은 그 가짓수가 얼마나 될까?

매일 식탁에 오르는 음식과 밖에서 사 먹는 요리까지 다 합쳐도 우리 조상이 먹은 다양한 음식에는 비할 수 없다. 즐겨 먹는 음식만 자주 먹는 그야말로 단일화된 밥상이 주가 되고 있다. 그러다 보니 기본적인 영양 상태도 불균형해질 수밖에 없다. 게다가 외식을 하면 나도 모르는 사이에 인공 첨가물로 맛을 낸 음식을 먹을 수밖에 없고, 집에서 먹는 것보다 품질이 안 좋은 식재료를 섭취하게 되는 것이 당연하다.

이런 점에서 볼 때 유기농, 친환경 먹거리에 대한 관심이 높아지고 있는 것은 바람직한 일이라고 볼 수 있다. 건강한 땅이 키워낸 좋은 음식을 꾸준히 밥상에 올릴 수 있는 정성이라면 건강한 몸을 만드는 것 역시 시간문제가 아닐까.

넷째, 몸이 보내는 신호에 맞는 최적의 음식을 찾아라
자극적인 양념이 듬뿍 밴 패스트푸드를 자주 찾는 요즘 사람들한테 자신에게 잘 맞는 식품을 제대로 먹으라는 것은 사실 쉽지 않은 일이다. 한 그릇 음식으로 후딱 식사를 해치우는가 하면 음식을 먹으면서 TV를 보거나 수다를 떠는 등 식사에 집중하지 않는 게 몸에 배어 있기 때문이다.

좋은 식습관이란 한 젓가락씩 꼭꼭 씹어 먹으며 재료 본연의 맛을 음미하는 것. 그럴 때 비로소 내 몸이 원하는 진정한 입맛을 발견할 수 있다. 실제로 임산부가 먹고 싶어 하는 음식을 살펴보면 태아와 임산부의 몸에서 부족한 영양소가 들어 있는 음식이라고 한다.

체질에 맞는 음식을 먹는다는 것은 한마디로 '자신의 몸이 원하는 음식을 먹는 것'. 사람의 신체는 본능적으로 자기 몸의 허한 부분을 알아차리고 그것을 채우기 위해서 신호를 보내기 때문이다.

이처럼 여러 가지 건강한 식습관 중에서도 '몸이 원하는 음식'을 먹는 것은 매우 중요하다. 사람마다 성격이 다르고 피부와 생김새가 다르듯이 체질도 각기 달라서 몸에 좋은 음식 역시 저마다 다르게 마련이다. 예를 들어 열이 많은 사람이 고추, 후추 같은 뜨거운 식품을 계속 먹는다면? 또 몸이 차가운 사람이 오이처럼 냉한 식품을 지속적으로 먹는다면 어떻게 될까. 이런 사실 한 가지만 생각해도 내 몸이 찾는 음식을 먹는 일이 중요하다는 것을 알 수 있다.

다섯째, 편리한 식품보다 번거로운 식품을 선택하라

요즘은 식품을 살 때 시장보다 마트나 백화점을 이용하는 사람들이 많다. 껍질을 벗긴 메추리알, 뿌리를 잘라내 뽀얀 자태를 뽐내는 파, 조리 시간을 줄여주는 깐 양파와 다진 마늘…. 편하긴 하지만 이렇게 깨끗해 보이는 식품이 과연 건강에는 어떨까?

농약 샤워 시키고 왁스칠 반짝반짝해 깨끗해 보이는 식품을 보고 '신선하다', '깨끗하다'고 눈에 보이는 대로 믿으면 큰일 난다. 먹으면 보약이 되는 것이 식품이라고 해도 농약과 제초제로 찌든 땅에서 성장 촉진제 맞고 자란 식품, 방부제를 듬뿍 바른 채 오랫동안 배 타고 바다 건너온 식품을 먹고 건강해지기를 바라는 것은 어불성설이다.

특히 약이 되는 식품으로 몸을 보하게 할 요량이라면 믿을 만한 곳에서 유통 과정을 최대한 짧게 거친, 가장 맛있고 건강한 상태로 수확한 식품을 사 먹는 것이 좋다. 50만 원 들여 지은 보약보다 내 집 베란다 텃밭에 5천 원 들여 가꾼 채소를 먹는 것이 훨씬 효과적일 수 있다는 사실, 정성으로 키운 식품보다 좋은 것은 없다는 것을 잊지 말자.

여섯째, 질 좋은 유기농 식품은 곧 약이다

무공해, 천연, 유기농 식품을 값지게 꼽는 이유 중에는 농약 없이 청정 지역에서 재배한 것이라는 점도 있지만, 월등히 맛있다는 것도 큰 몫을 차지한다. 유기농 식품을 먹던 사람은 농약 쳐서 기른 식품을 먹으면 단박에 맛이 없다는 걸 느낀다고 한다. 사람의 오감이란 그만큼 정직한 것이다.

지금부터라도 내 가족이 자연이 낳은 식품 본연의 풍부한 맛을 경험할 수 있게 해주자. 물론 외식과 패스트푸드로 자극적인 입맛에 길든 경우라면 하루아침에 입맛을 바꾸기가 어렵겠지만, 가능한 한 천천히 좋은 음식을 기쁘게 받아들일 수 있도록 하는 주부의 노력이 꼭 필요하다.

단, 친환경 농산물에도 등급이 있다. 요즘은 유기농협회에서 인증하는 저농약과 무농약, 유기농 등으로 포장지에 표기되어 있어 소비자도 쉽게 확인할 수 있다. 그렇다면 저농약, 무농약, 유기농 등은 어떻게 다른 것일까.

유기농산물 전문 온라인 쇼핑몰
올가홀푸드 www.orga.co.kr
한살림 www.hansalim.or.kr
초록마을 www.choroc.com
해가온 www.hegaon.co.kr
이팜 www.efarm.co.kr
무공이네 www.mugonghae.com
자연이랑 www.62life.com
삼육유기농자연식품 www.abc3636.com
자연명가 www.62moa.com
유기농플러스 www.620plus.com
쌀농부 www.ssalnongbu.com
참거래농민장터 www.farmmate.com
부영유기농마을 www.byorga.co.kr

유기농 제품은 화학물질 사용 정도에 따라 크게 4등급으로 나뉘는데 진정한 유기농 식품이란 3년 이상 농약과 화학비료를 사용하지 않은 땅에 유기농법으로 재배해야 하기 때문에 우리나라 실정에서는 비쌀 수밖에 없다.

1년 이상 농약과 화학비료를 사용하지 않은 땅에서 재배한 것은 '전환기'로, 1년 이상 농약을 사용하지 않고 재배한 것은 '무농약'으로, 농약을 사용하되 허용치의 절반 이하로 사용해 재배한 것은 '저농약' 농산물로 각각 분류된다. 그러므로 유기농 식품을 고를 때는 어떻게 표시되어 있는지를 먼저 살펴보는 게 요령이다. 껍질째 먹는 과일이나 채소의 경우에는 되도록 '유기농' 표기가 되어 있는 것을 고르는 게 좋다.

일곱째, 음식과 음식 간의 궁합을 알고 먹는다

사람과 사람 사이에 궁합이 있듯이 식품끼리도 궁합이 있다. 그래서 서로 잘 맞으면 상승효과를 일으킬 수 있다. 반대로 서로 맞지 않는 식품을 함께 섞어 먹으면 오히려 영양가는 파괴되고, 저마다의 영양 성분도 반감되기 쉽다.

사람과 식품, 식품과 식품끼리의 조화를 고려한 밥상이야말로 건강한 삶을 위한 기본. 일반 음식 중에서 특정한 약의 기능을 하는 것은 대개 그 음식을 구성하는 재료가 어떤 체질에 맞게 구성된 것이다. 이런 음식을 먹으면 사람과 음식 간의 궁합이 발휘되어 나쁜 기운을 몰아낼 수 있다.

우리가 늘 먹는 보통 음식은 대부분 탈나지 않게 먹고 영양을 고루 얻기 위해서, 음식다운 음식으로 만들기 위해서 각 재료의 성질을 효과적으로 중화시키도록 구성되어 있다. 예를 들어 김치의 경우, 차가운 식품인 배추에 매운 고추와 마늘 등의 더운 식품을 첨가하여 배추의 차가운 성질을 중화시킴으로써 어느 체질이나 즐겨 먹을 수 있다.

차 종류 역시 마찬가지다. 음의 약재인 계피로 만든 수정과는 양의 음식인 감을 넣어 계피의 더운 성질을 중화시킨다. 찬 성질의 재료는 더운 양념으로, 더운 성질의 재료는 찬 채소류를 곁들여 상호작용을 하게 함으로써 일상의 건강을 지킬 수 있도록 음식마다 지혜가 녹아 있는 셈이다.

이원영(한의학 박사·미주 중앙일보 논설위원)

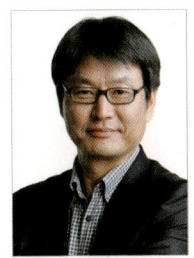

이 책을 감수한 한의학 박사 이원영은…
서울대 졸업 후 중앙일보 기자로 근무하다가 도미, LA 삼라한의대를 졸업하고 캘리포니아에서 한의사 면허를 취득했으며 ALU 대학에서 한의학 박사학위를 받았다. 미주 중앙일보 논설위원으로 근무하면서 한의학 이론과 사회 현상을 접목시킨 '진맥세상'이란 칼럼을 집필하고 있으며, 일반인들이 쉽게 이해할 수 있는 '눈높이 한방'도 연재했다. 수많은 글과 강연을 통해 약으로 치료하기보다는 식생활과 생활습관을 바꿔 건강을 유지해야 한다는 지론을 펴고 있다. 각 질환별 한방 전문의 진단과 처방을 담은 『음양이 생명이다』(2009년)를 펴냈다.

체질별 특징 & 음식 바로 알기

자신의 체질을 파악한 뒤 내 몸에 맞는 음식을 먹는다면 한결 더 건강한 식생활을 유지할 수 있을 것이다. 하지만 체질을 명확하게 체크하기란 쉽지 않은 일이고, 설사 체질을 알고 있다고 해도 체질에 맞는 식품만을 지나치게 신봉할 필요까지는 없다. 다만, 대략의 특징을 살펴보고 내가 어느 체질에 가까운지를 파악하는 것은 도움이 될 것이다. 동양에서 분류하는 큰 틀, 사상 체질의 특징과 몸에 맞는 음식을 다루었으니 한 번쯤 가벼운 마음으로 훑어보자.

소음인

소화기가 약해서 위와 장 계통이 좋지 않으므로 소화불량과 설사가 잦은 체질이다. 질병도 대체로 소화기관이 안 좋아지는 쪽으로 온다. 소음인 아이가 감기에 걸리면 체하는 증상과 함께 위장성 감기가 발병하는 것처럼, 질병이 체질의 가장 약한 부분인 소화기에서 문제가 생기는 식으로 나타난다.

● **얼굴** 소음인의 얼굴은 대체로 이목구비가 강하게 느껴지기보다 부드럽고 선하다는 느낌이 든다. 눈이 동그랗고 콧방울이 몽글몽글하며 아랫입술이 두터운 사람이 많다. 얼굴은 갸름한 편이다.
● **성격** 내성적이고 소심한 사람이 많다. 작은 일에도 과민 반응을 보이는 반면, 일처리가 세심하고 빠르다. 머리가 총명하며 목소리는 조용하다. 새로운 친구를 사귀는 것을 좋아하지 않는다. 사람들을 다독이고 어루만져주는 성품. 특히 여자의 경우에는 깔끔하고 착실하며 알뜰한 살림꾼이 많다. 하지만 작은 일에도 필요 이상 신경을 쓰고 불안증에 시달리는 경우가 많으며 질투도 심한 편이다.
● **체질** 신장이 발달하고 소화기가 약하다. 소화가 잘 안 되거나 속이 더부룩하거나 매슥매슥한 경우가 많고 차멀미를 잘 한다. 또 소화가 될 무렵이나 식사 전에 속이 쓰린 경우도 많다. 몸이 찬 성질이 있어 좋아하는 음식을 골라 먹는 편식 성향이 되기 쉽다. 몸 안의 해독력이 약해서 피곤을 자주 느낀다.
● **좋은 약재** 속쓰림을 방지하는 대추, 담을 없애고 구토를 멈추게 하는 생강, 기를 보충해주는 황기, 인삼이나 감초 등의 따뜻한 기운을 지닌 식품이 좋다. 특히 아랫배가 차거나 손발이 찬 사람은 쑥차나 익모초차로 양기를 보하고, 땀이 많은 사람은 황기차로 기를 보충하여 땀이 덜 나게 하는 게 좋다. 당귀, 천궁은 혈액순환에 좋다.

● **득이 되는 음식 & 피해야 할 음식**
〈좋은 음식〉
곡류 : 찹쌀, 조
육류 : 닭고기, 꿩고기, 양고기, 개고기
어류 : 조기, 생태, 홍합, 명태, 동태, 북어, 미꾸라지
채소 : 양배추, 고추, 파, 마늘, 생강, 후추, 갓, 쑥갓, 감자
과일 : 귤, 오렌지, 복숭아, 사과
기타 : 인삼, 대추, 생강, 유자, 꿀
〈너무 많이 먹으면 좋지 않은 음식〉
밀가루, 돼지고기, 오징어, 참외, 수박, 냉면, 얼음물이나 빙과류 등의 찬 음식

소양인

심리적인 스트레스에 약한 타입. 좋고 싫은 것이 분명해서 심리적인 부분이 신체적인 병적 증상으로 나타나는 경향이 많다. 허리나 무릎이 자주 아프고 발바닥이 화끈거리는 증세가 잦다.

● **얼굴** 마르고 신경질적인 인상이다. 코끝이 뾰족하고 눈꼬리가 올라간 사람이 많다. 또 주걱턱이 많은 편이다. 상체는 잘 발달되었으나 하체가 약한 편이다. 대체로 머리가 작고 둥근 편이며 앞뒤가 나온 사람도 있다.
● **성격** 무슨 일이든 빨리 시작하고 빨리 끝내는 등 성격이 급하다. 행동도 말도 빠르고 즉흥적인 편이다. 쉽게 흥분하는 일이 많고 화도 잘 낸다. 가정에 있기보다 밖으로 나가기를 좋아하는 경향이 있으며, 남을 위해 일하는 데 보람을 느껴 의리 있는 사람으로 보이는 경우가 많다.
● **체질** 소화기가 발달했으며, 열이 많아 항상 냉수를 즐겨 마신다. 몸이 덥고 땀도 많은 편이라 뜨거운 음식보다는 시원하고 담백한 음식을 즐겨 찾는다. 비뇨기나 생식 기능이 약한 편이다.
● **좋은 약재** 신장과 간장을 보호하는 구기자나 보혈 및 각종 혈액 질환에 좋아 부인과에서 많이 사용하는 숙지황 등이 좋다. 그밖에도 뼈를 튼튼히 하고 음기를 보하는 산수유차와 열을 내려 눈을 맑게 하는 결명자차가 좋으며, 열을 내리고 원기를 회복시키는 녹두와 변비를 해소하는 알로에도 좋다.

● **득이 되는 음식 & 피해야 할 음식**
〈좋은 음식〉
곡류 : 팥, 동부, 녹두, 메밀, 보리, 참깨

육류 : 돼지고기, 오리고기
어류 : 광어, 낙지, 조개, 가물치, 해삼, 멍게, 굴, 전복
채소 : 오이, 당근, 배추 시래기, 미나리, 상추
과일 : 봄여름에 나는 과일인 딸기, 참외, 수박 등
기타 : 구기자, 결명자, 녹차

〈너무 많이 먹으면 좋지 않은 음식〉

맵거나 자극적인 맛을 내는 조미료(고추, 생강, 마늘, 후춧가루 등), 꿀, 인삼

태음인

기본적인 체력은 좋지만 대장, 폐, 간이 약한 편. 장이 좋지 않아 화장실에 자주 들락거리거나 감기에 걸려도 기관지염이나 기침 감기가 오는 경우가 많다. 고혈압을 주의해야 한다. 체격이 크고 뚱뚱한 사람 대부분이 이 체질인 경우가 많다. 술과 매운 음식을 좋아한다.

- **얼굴** 이목구비가 알맞게 균형을 이루고, 눈이 커서 서글서글한 느낌이 들며, 위아래 입술이 모두 두툼한 편이다. 표정과 생각이 다른 포커페이스인 경우가 많다.
- **성격** 통이 크고 느긋해서 사사로운 일에 별로 구애받지 않는다. 협상에도 능하다. 하지만 의외로 겁이 많고 변화를 싫어한다. 스트레스를 받으면 음식으로 푸는 것을 즐기는 편이라 폭식을 하는 일이 많다.
- **체질** 태음인은 일반적으로 체구가 크고 위장 기능이 좋은 편이어서 과식하는 사람이 많아 비만이나 고혈압 증상이 나타나기 쉽다. 또 육식을 즐기며 간 기능이 발달해 술도 잘 마신다. 하지만 폐와 심장, 기관지가 약해 심장병, 고혈압, 뇌졸중, 기관지염, 천식, 감기 같은 질환에도 쉽게 걸린다. 운동이나 사우나 혹은 목욕을 통해 땀을 자주 내는 것이 좋으며 매운 음식은 식욕을 높이므로 절제하는 것이 좋다.
- **좋은 약재** 폐를 보호하고 콜레스테롤을 감소시켜 심장병과 동맥경화를 막아주는 율무, 신장과 심장을 보호하고 비타민 C가 풍부해 술안주로도 좋은 밤이 몸에 좋으며 도라지, 맥문동, 잣 등도 효과적이다. 또 녹용은 호르몬 분비를 원활하게 하며 칡차, 칡즙은 머리의 열을 내리고 목의 뻣뻣한 기운을 풀어 고혈압, 당뇨, 동맥경화 등을 예방해 태음인이 먹으면 좋다.

- **득이 되는 음식 & 피해야 할 음식**

〈좋은 음식〉

곡류 : 율무, 밀, 쌀, 현미, 통밀가루, 찹쌀, 차조, 수수
육류 : 쇠고기
채소 : 무, 호박, 더덕, 도라지, 콩나물, 부추, 양파, 미역, 깻잎, 버섯, 고구마, 토마토
과일 : 배, 감, 밤, 잣, 은행
기타 : 된장, 간장, 들기름, 깨, 녹용

〈너무 많이 먹으면 좋지 않은 음식〉

돼지고기, 닭고기, 개고기, 인삼, 꿀

태양인

주로 서양인에게 많고, 동양인은 5% 정도만 해당할 정도로 흔치 않다. 성격이 급하고 앞장서서 일을 도모하기 좋아하며 기가 센 편이다. 몸에 열이 많아서 음식물을 흡수하거나 저장하는 기능이 좋지 않은 체질이다.

- **얼굴** 눈빛에 광채가 있다. 머리가 크고 얼굴은 둥근 편이다. 대개 상체가 발달했지만 근육이 적고 허리 부위가 빈약해 오래 앉아 있거나 서 있는 것을 싫어하며 기대고 눕기를 좋아한다. 특히 뒷목 부분이 발달했으며 이마가 넓고 눈은 빛난다.
- **성격** 목소리가 카랑카랑하고 카리스마가 느껴지며, 처음 만난 사람과도 친하게 지내는 성격의 소유자가 많다. 태양인은 이상을 현실화해 영웅이 될 가능성이 가장 높은 스타일이다. 또 두뇌가 명석하고 남이 생각하지 못하는 기발한 발상을 하는 경우가 많다. 그러나 수적으로 그다지 많지 않기 때문에 감별이 쉽지 않다.
- **체질** 간 기능이 약해 술, 담배를 조금만 하더라도 간이 상할 우려가 있는 반면 폐 기능은 좋은 편이다. 자극적인 음식에 매우 약하고 이유도 없이 병이 찾아오기도 한다.
- **좋은 약재** 태양인은 기운이 위로 상승하기 쉬운 체질이므로 담백하여 쉽게 소화 흡수되고 배설이 용이해 기운을 하강시키는 음식이 좋고, 보간생음(補肝生陰) 하는 음식으로 지방질이 적은 해물이나 채소류가 좋다. 보약으로는 오가피, 포도 줄기 등이 좋고 반찬으로는 김이 적합하며 버섯, 배추, 땅콩, 모과 등도 좋다.

- **득이 되는 음식 & 피해야 할 음식**

〈좋은 음식〉

곡류 : 쌀, 통밀가루, 보리, 팥, 색이 있는 콩, 호밀, 검은깨, 들깨, 메밀, 메조
과일 : 배, 감, 곶감, 포도, 귤, 오렌지, 모과, 복숭아, 잣, 살구, 딸기, 바나나, 파인애플
채소 : 배추, 양배추, 케일, 푸른 채소, 취나물, 가지, 오이, 토마토
기타 : 김, 미역, 다시마, 새우, 조개, 게, 굴, 오징어, 청어, 고등어, 녹차, 천일염

〈너무 많이 먹으면 좋지 않은 음식〉

모든 종류의 육류, 술, 고추, 겨자, 카레, 꿀

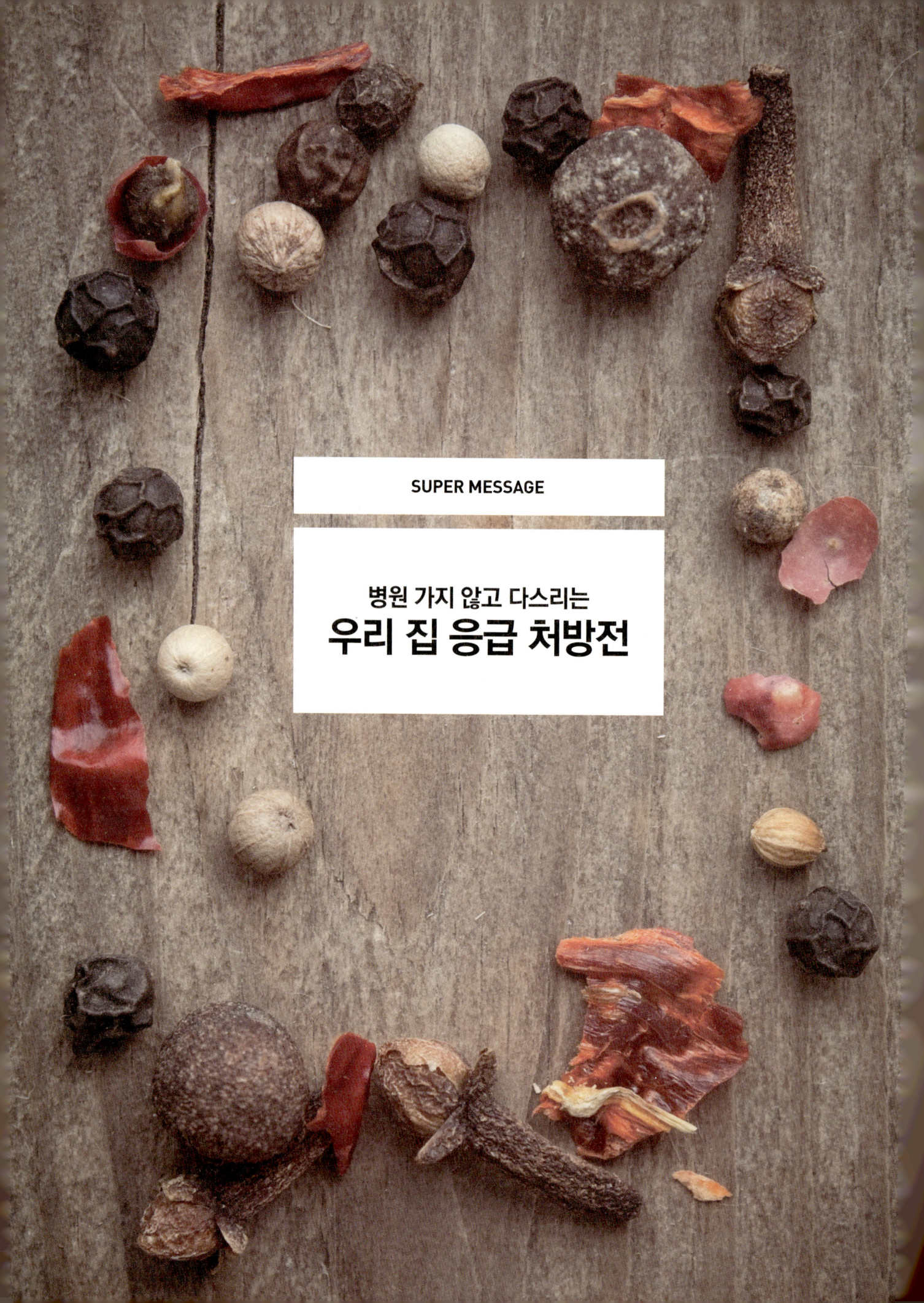

SUPER MESSAGE

병원 가지 않고 다스리는
우리 집 응급 처방전

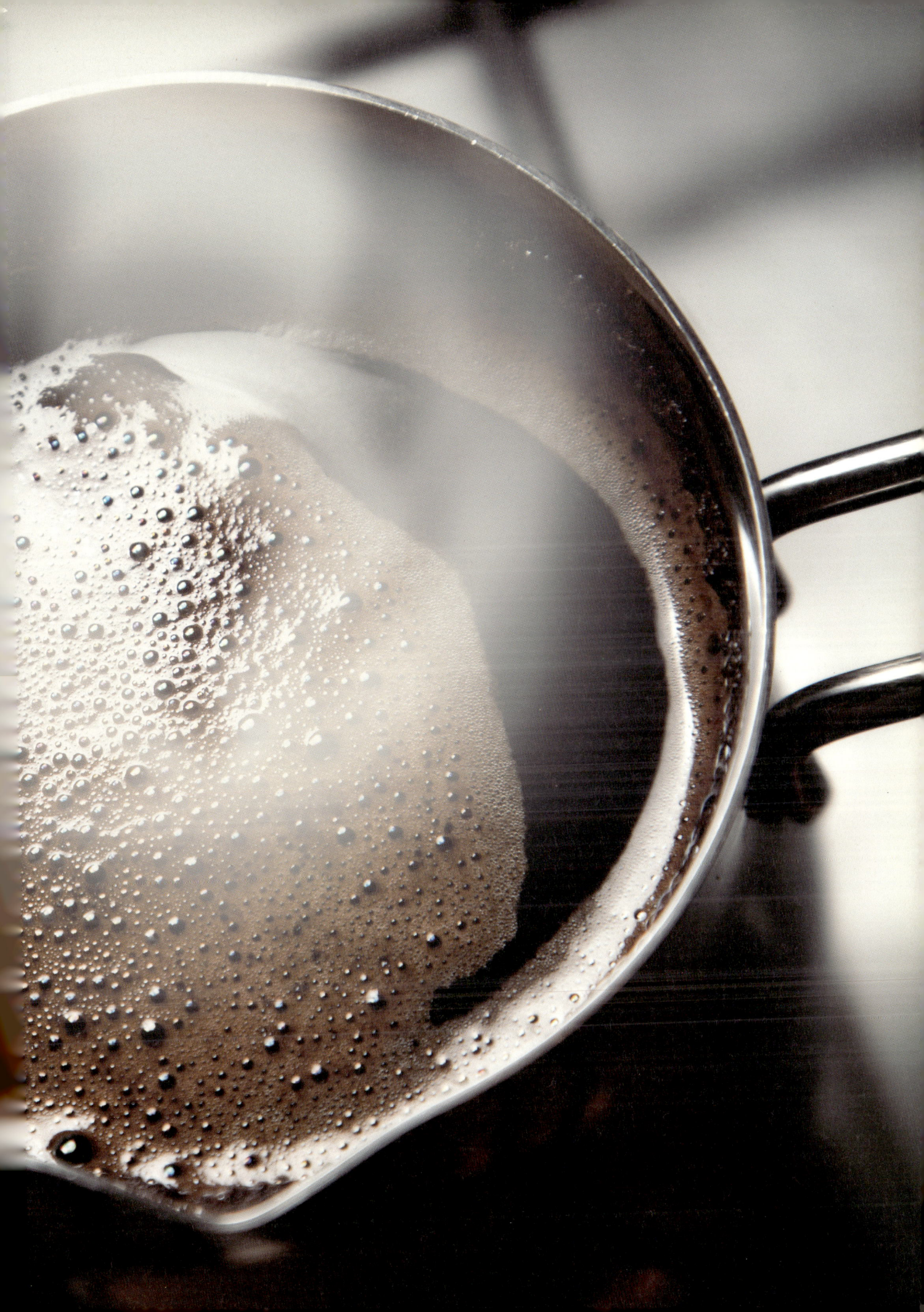

1 매일 먹으면 병을 물리치는 상비 음식

약이 되는 음식의 힘은 특별한 보양식보다 밥과 함께 매 끼니 챙겨 먹는 반찬이나 부식에 있다. 매일 상에 올리면 약이 되는 상비 음식을 꼼꼼히 챙겨보자. 또한 잊지 말아야 할 것은 무엇을 먹는가도 중요하지만 어떻게 먹는가도 중요한 문제라는 것이다. 세끼를 일정한 시간에 소식하며, 특히 아침을 꼭 챙겨 먹는 것이 좋다. 입이 심심할 때는 간식으로 생채소, 견과류, 과일, 유제품 같은 것을 섭취하여 저녁에 과식하지 않도록 한다.

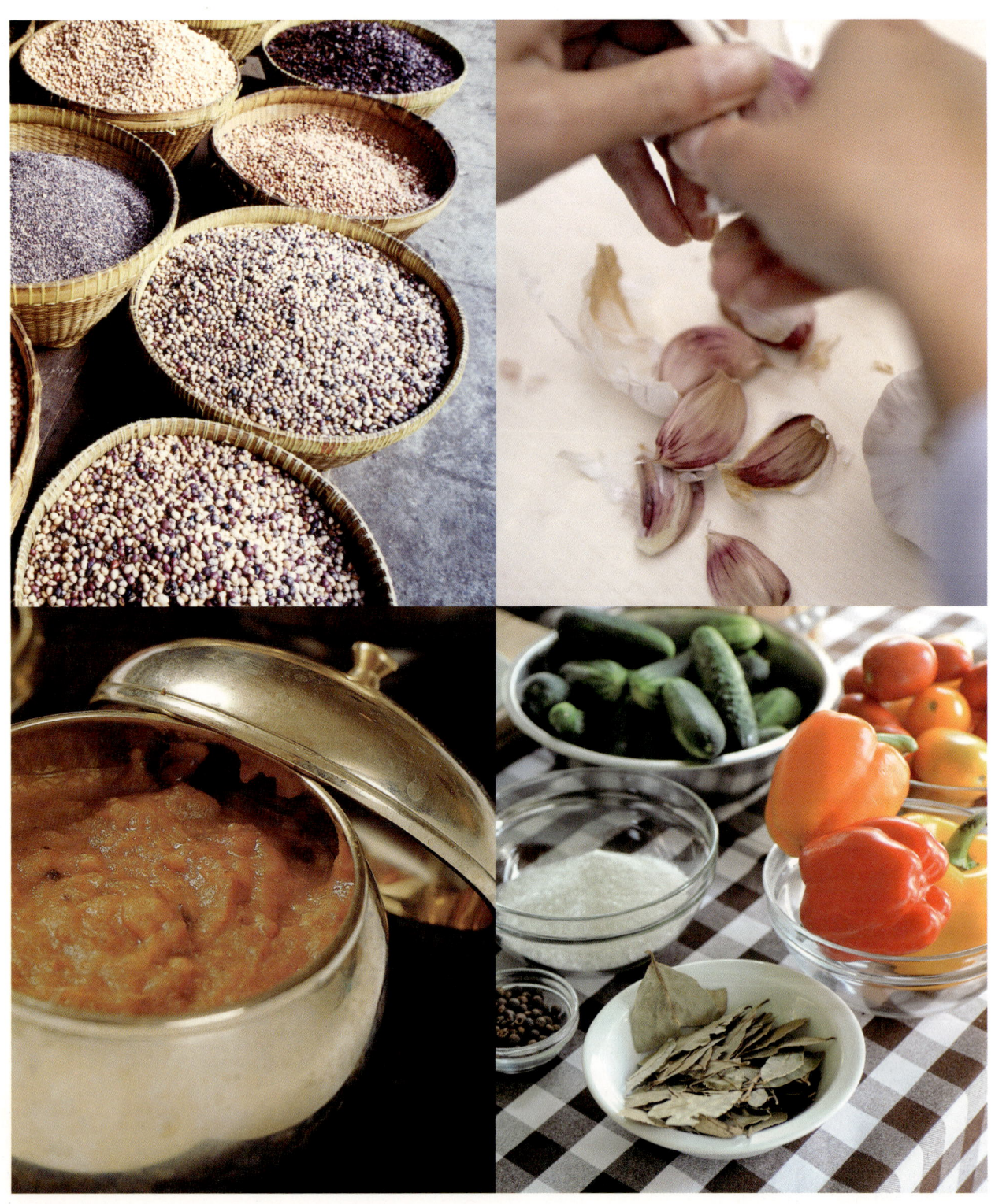

매 끼니마다 잡곡

못살던 시절에 부르던 노래 '흰쌀밥에 고깃국'은 이제 옛날 얘기로 묻어두자. 요즘은 흰쌀밥을 먹고 건강을 지킨다는 사람을 거의 찾아볼 수 없을 지경이다. 대신 현미를 시작으로 '통곡식'에 대한 관심이 높아졌다. 문제는 현미가 맛있다고 느끼는 사람도 있지만 먹기 어려워하는 사람도 있다는 것. 하지만 각종 영양소를 충분히 함유하고 있는 현미는 건강한 에너지를 만들고 비만을 치료하며 성인병도 거뜬히 물리칠 수 있는 능력자라는 사실을 기억한다면 '먹을 맛'이 나지 않을까?

두세 가지 채소 반찬

현미와 채소는 건강을 부르는 최고의 음식으로 꼽힌다. 질병을 예방할 뿐만 아니라 장복하면 약으로서 효능을 발휘한다. 특히 채소는 말이 필요 없을 만큼 건강한 식품이다. 무엇보다 유기농, 무농약 생채소를 끼니마다 먹을 것을 권한다. 익혀 먹을 때에도 기름을 쓰는 조리법보다는 살짝 데치거나 쪄서 채소 본연의 색과 향을 최대한 살리는 게 좋다. 특히 토마토나 브로콜리 같은 채소는 끼니마다 상에 올리면 영양소를 다양하게 섭취할 수 있어 매우 좋다.

매일매일 콩과 된장

콩을 발효시켜 만든 된장은 이미 세계적인 장수 식품의 하나로 인정받고 있다. 암을 예방하고 콜레스테롤에 대항하는 생리 활성 성분과 각종 아미노산이 풍부하기 때문이다. 특히 우리의 전통 방식으로 담근 재래식 된장은 항암 및 항발암 효능이 탁월한 편. 국이나 찌개, 무침 등으로 조리해도 영양소가 파괴되지 않는 것으로 알려져 있다.

된장과 함께 매일 먹어야 할 보약 같은 식품으로 꼽히는 것이 바로 콩이다. 고단백 영양 식품으로 꼽히는 콩은 체내에 독성물질이 쌓이는 것을 막아 건강한 몸을 만드는 데 도움을 주는 고마운 식품이다. 하지만 콩은 소화 흡수가 잘 되지 않으므로 날것으로 먹는 것은 금물. 밥에 넣어 먹는 것이 가장 일반적이지만 정장 효과가 있는 초콩을 만들어 먹거나 볶은 콩을 상비해두고 먹는 것도 방법이다. 이처럼 매일 밥상에서 된장과 콩을 빠뜨리지 않는 것만으로도 건강을 챙길 수 있다는 사실을 기억하자.

하루 3쪽 마늘

주방에서 빼놓을 수 없는 감초인 마늘. 장수 식품으로 알려진 마늘은 음식의 종류나 조리법에 상관없이 거의 모든 음식에 들어가는 필수 양념이다. 이렇듯 마늘을 음식 속에 양념으로 활용하는 것 외에 끼니마다 별도로 상에 올리는 것이 좋다. 생마늘은 하루 3쪽, 구운 마늘은 5~6쪽 정도 섭취하면 다양한 질병을 예방하는 데 도움이 된다고 알려져 있다. 하지만 마늘의 아린 맛이 소화기관에 자극을 줄 수 있으므로 소화기관이 약한 사람은 익혀 먹는 것이 방법이다.

정수기 물 대신 끓여 마시는 약차

어차피 돈 들여 물을 정수해서 마시거나 생수를 사서 마신다면 조금만 더 신경 써서 체질에 맞는 보약 물을 만들어보자. 몸에 좋은 물은 어떻게 마셔도 좋지만 체질에 맞는 물을 꾸준히 먹으면 더욱 좋다. 밥상은 식구들 체질별로 차리지 못하더라도 각 체질에 맞게 물만 준비하면 보약이 따로 없다. 그렇다면 체질에 맞는 물은 어떤 것들이 있을까.

1 소음인에게 좋은 차의 재료 황기, 인삼, 대추, 생강, 유자, 꿀, 진피
황기차 황기 70g을 2ℓ의 물에 넣고 달인 뒤 체에 걸러 황기는 버리고 달인 물을 꿀에 섞어 차게 보관했다가 마신다.
황기는 원기를 북돋는 효과가 크다. 몸을 따뜻하게 해 소음인은 물론 땀을 많이 흘리는 허약 체질에 좋은 약재다. 닭이나 오골계를 물에 넣고 3시간 정도 충분히 끓인 뒤, 기름을 걷어내고 황기를 넣어 1~2시간 정도 우려내 그 국물을 마시는 것도 좋다.

2 소양인에게 좋은 차의 재료 구기자, 결명자, 녹차
구기자차 물 1ℓ에 구기자 열매 20g 정도를 넣고 달인 뒤 미지근하게 식혀 마신다.
비타민, 칼슘, 인 등 다양한 영양 성분을 함유해 자양 강장 효과가 뛰어난 구기자. 간장 기능을 회복하고 피로 해소에 좋은 약재이며 혈압이 높은 사람, 잘 지치는 허약 체질에도 좋다.

3 태음인에게 좋은 차의 재료 오미자, 율무, 맥문동, 칡
오미자차 물 1ℓ에 오미자 50g의 분량이 적당하다. 오미자는 끓이면 쓴맛이 강해지므로 찬물이나 더운물에 띄워 하룻밤 정도 우려내는 것이 좋다. 꿀을 조금 넣으면 신맛이 가셔 맛이 더 좋아진다.
단맛, 신맛, 쓴맛, 짠맛, 매운맛의 다섯 가지 맛을 모두 낸다는 오미자. 식욕을 돋우고 피로를 풀어주며 기침과 천식 증세를 가라앉힌다. 졸음을 쫓거나 과로로 인한 기억력 감퇴, 시력 감퇴를 완화하는 데도 좋다.

4 태양인에게 좋은 차의 재료 오가피, 모과, 다시마
오가피차 물 2ℓ에 오가피 60g 정도의 분량으로 넣고 끓이기 시작해서 색이 잘 우러나면 그 물을 따라 마신다. 기호에 따라 조금 더 진하거나 연하게 끓여도 좋다.
인삼보다 효능이 좋다는 말이 있을 정도로 몸을 보하는 오가피. 맛은 맵고 쌉쌀하며 따뜻한 성질을 지니고 있다. 간과 신장에 기운을 더하는 역할을 하므로 주로 간이 안 좋은 태양인에게 도움이 된다.

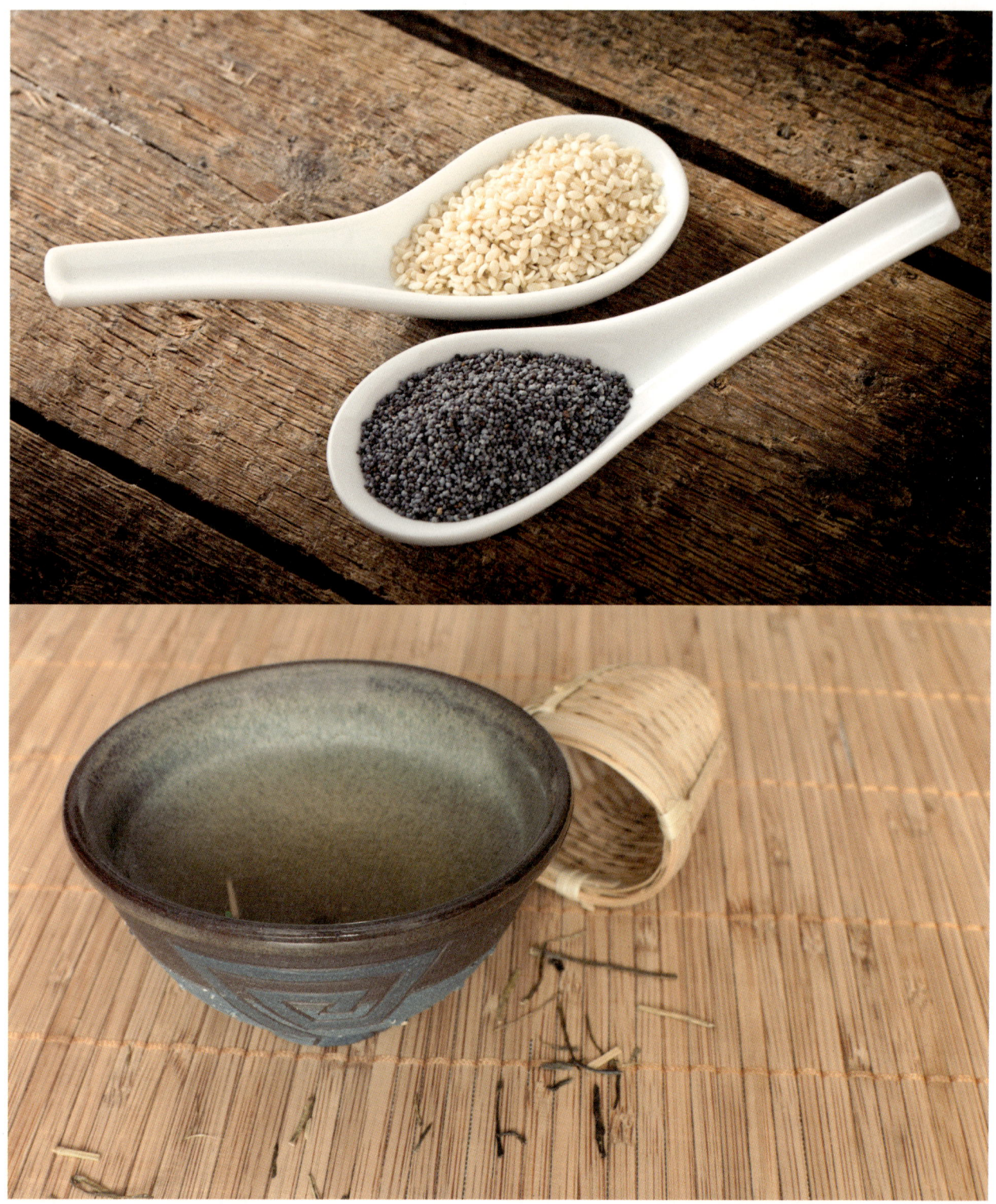

2 증상에 따라 챙겨 먹는 천연 상비약

질병이란 언제나 예고도 없이 불쑥 찾아온다. 더구나 감기, 소화불량, 두통 같은 사소한 생활 질병들은 기온차나 몸의 상태 등에 따라서 수시로 찾아오는 불청객. 증상이 가벼운 초기 생활 질병이라면 약 대신 음식으로도 다스릴 수 있는 경우가 대부분이다. 특히 마침 약이 없는 한밤중에 열이 나거나 약을 쓰기 어려운 사람에게 증상이 생겼을 때 도움이 되는 방법이기도 하다. 현대인이 자주 앓는 질병에 따라 쉽게 대처할 수 있는 알짜배기 천연 상비약들을 소개한다.

감기

1 마늘된장경단 마늘 한 알을 강판에 갈아 콩알만큼의 된장을 넣어 갠 뒤, 경단 모양으로 만들어 구워두었다가 잠자기 전, 뜨거운 물을 부어 녹여 마신다. 한 번에 여러 개를 만들어 냉장 보관해 두었다가 한 알씩 꺼내어 뜨거운 물에 타 차로 만들어 먹어도 좋다. 소음인이 먹으면 효과적이다.

2 파뿌리 달인 물 감기로 추위를 타거나 기침을 할 때 파뿌리를 달여 수시로 먹으면 효과가 있다. 파뿌리 흰 부분의 매운맛은 폐의 나쁜 기운을 발산시켜 감기로 인해 기침이 심할 때 특히 효과적이다. 파뿌리를 삶다가 들기름을 약간 넣은 뒤 조금 더 끓인다. 들기름의 칼슘과 철분 성분이 영양을 보충하는 역할을 한다.
파를 사면 무조건 파뿌리부터 잘라내 깨끗이 씻은 다음 말려서 냉동실에 보관해둘 것. 도라지, 은행, 귤껍질 등과 함께 재료가 잠길 만큼 물을 넉넉히 부어 푹 끓이면 약효가 더 좋아진다. 먹기에 너무 쓰면 꿀을 조금 더해도 좋다.

3 도라지 달인 물 도라지의 사포닌 성분은 폐의 기운을 돋우고 기관지 기능을 향상시켜 기침감기와 가래를 삭이는 데 효과를 볼 수 있다. 1컵 정도의 물에 도라지 4~8g을 넣고 중간 불에서 30분 정도 달인 뒤 3회에 걸쳐 나눠 먹는다. 감초를 넣으면 달콤한 맛이 배어들어 먹기가 훨씬 수월하다.
목감기가 악화돼 기침과 가래가 심할 때는 도라지와 은행을 함께 볶아 먹으면 효능이 더욱 뛰어나다.

4 오미자차 오미자의 새콤한 맛은 식욕을 돋우고 피로를 풀어주며 기침과 천식 증세를 가라앉힌다. 오미자는 끓이면 신맛이 더욱 강해지므로 끓이지 말고 마른 오미자 70g을 물 1.5ℓ에 담고 냉장고 안에서 하룻밤 우려낸다. 이때 꿀을 조금 넣어서 마시면 신맛이 가셔 맛이 더 좋아진다. 담금주 1.8ℓ당 오미자 200g 정도 넣어 3개월 후 열매를 걸러 술을 만든 뒤 20~30ml씩 따뜻한 물에 타서 잠들기 전에 마셔도 좋다.

5 무엿절임 무는 기침감기에 특히 효과가 있어 오랫동안 민간요법으로 많이 쓰였다. 무를 적당히 썰어 무가 잠길 만큼 물엿을 넣고 함께 끓여 식힌 뒤, 병에 담아 하룻밤 지난 뒤부터 한 숟가락씩 수시로 먹으면 좋다. 태음인 체질인 사람이 감기에 걸렸을 때 특히 효과적인 처방이다.

발열

1 영지 달인 물 영지는 성질이 찬 편이라 간과 위의 열을 서서히 내리는 효과가 있다. 오장의 허혈로 미열이 자주 날 때 도움이 된다. 맛이 쓰기 때문에 너무 진하게 달이지 않는 게 좋다. 영지버섯 20g을 찬물 600ml에 담가 5시간쯤 지난 후 그 물을 30분가량 끓인 뒤 식혀서 마시는데 태음인을 제외하고는 장복하지 않는 것이 좋다.

2 매실차 매실은 열을 내리고 통증을 가라앉히는 효과가 있다. 매실은 차가운 성질이 있으므로 열을 내리는 데 도움이 되는데 성질이 차므로 감기로 인해 열이 나는 경우에는 별로 효과가 없다. 매실 원액 1작은술과 조청 1작은술을 생수 1컵에 타서 먹는다.

3 진피차 '진피'는 잘 익은 감귤의 껍질을 벗겨 말린 것으로 한방에서 자주 쓰이는 약재이다. 진피차는 향이 진할 뿐만 아니라 귤의 껍질에 과육보다 많은 양의 비타민 C가 들어 있어 피로 해소, 감기 예방, 식욕 증진, 미용 효과가 뛰어나 진한 향과 맛을 즐길 수 있는 건강 차. 말린 감귤 껍질 50g에 5컵 정도의 물을 부어 은근한 불에서 끓이다가 물이 4컵 정도로 줄면 찻잔에 따라 적당량의 꿀을 넣어 마신다. 특히 소음인에게 추천할 만하다.

4 녹두죽 소양인의 경우 성질이 찬 녹두로 죽을 끓여 먹으면 열을 내릴 수 있다. 현미와 섞어 껍질까지 사용하는 것이 효과적이다. 하지만 몸을 차게 만드는 경향이 강하기 때문에 혈압이 낮은 사람이나 냉증이 있는 사람은 피하는 것이 좋다.

설사

1 감이나 곶감 달인 물 감의 타닌 성분은 장과 위의 점막에 작용해 조직을 건조, 수축시키는 작용을 한다. 이런 타닌 성분이 설사를 멎게 하고 지혈 작용에 효과적이라 감이나 곶감을 달여 마시면 증상이 한결 완화된다.

2 식초와 꿀 식초와 꿀을 동량으로 섞어서 한 숟가락씩 3회 정도 먹으면 토하며 설사를 동반할 때 특히 효과가 있다.

3 무화과꿀차 무화과 열매를 말려 길어서 갈색이 될 때까지 볶아 꿀물에 한 숟가락씩 타서 마신다. 특히 태음인에게 효과적인 방법이다.

4 검은콩 삶은 물 검은콩에 물을 넉넉히 넣고 푹 삶은 물을 1컵씩 마시면 설사도 멈추고 설사로 인한 피로감도 풀린다.

두통

1 비지 찜질 갓 만든 비지를 주머니에 넣어 아픈 쪽 머리에 대고 누워서 아픈 쪽 콧구멍에 무즙을 조금씩 흘려 넣으면 편두통에 효과가 좋다.

2 꿀 여러 종류의 두통에 모두 효과가 있는데 두통이 생길 때 꿀 한 숟가락을 먹으면 30분 후 가라앉는다.

3 북어 두통의 이유는 가지가지이지만 소음인이 체하거나 감기가 왔을 때 신경성 두통이 잘 생길 수 있다. 이럴 때는 우선 속을 편안하게 해야 한다. 소음인에게 특히 좋은 북어로 국을 끓이거나 죽을 끓여 세끼를 먹으면 체기를 가라앉혀 두통이 신기하게 좋아진다.

4 영지 달인 물 몸의 원기를 회복하는 데 도움을 주는 영지는 특히 태음인에게 잘 맞는 식품으로 알려져 있다. 신경 쓰는 일이 많은 경우, 아무 음식이나 먹는 식습관 때문에 간이 나빠져서 간의 열로 두통이 생기는 경우에도 영지 달인 물을 꾸준히 먹으면 효과적이다. 대추와 감초 등을 함께 넣어 달이거나 먹을 때 꿀을 살짝 첨가하면 쓴맛을 줄일 수 있다.

변비

1 마늘꿀탕 변비나 숙취에 효과가 있는 마늘꿀탕은 특히 술을 마시기 전에 먹으면 알코올 분해가 촉진되며, 혈액순환 장애로 손발이 찬 사람이 먹으면 좋다. 마늘이 으깨지도록 푹 삶은 다음 살짝 데운 꿀과 함께 섞어 유리병에 담아 2~3일이 지난 후 아침저녁으로 한 스푼씩 복용한다.

2 무잎 생즙 무잎으로 생즙을 내서 하루에 한 잔씩 일주일간 마시면 변비와 설사를 개선하는 데 도움을 준다. 귤, 사과, 당근 등을 섞어 즙을 내면 먹기가 수월하다. 그늘에서 말린 뒤 물을 붓고 끓여도 된다.

3 잣차 변비는 물론 스태미나 강화에 효과적인 잣차. 피부를 윤기 있게 만드는 효과도 있다. 잣 10g을 마른 팬에 노릇하게 볶은 뒤 분마기에 갈아서 뜨거운 물 200ml를 부어 5분 정도 우린 다음, 기호에 맞게 꿀을 넣어 마신다.

4 매실 원액 매실은 다이어트, 혈액순환에 효과적일 뿐만 아니라 특히 변비에 효험이 있다. 매실을 강판에 갈아 뭉근히 조린 뒤 이 매실 원액 1작은술을 물에 타서 마시거나 1작은술씩 그대로 떠먹으면 변비가 몰라보게 좋아진다.

5 사과즙 당분, 유기산, 펙틴 등이 풍부한 사과는 껍질째 갈아서 즙을 내어 마시면 변비 해소에 도움이 된다. 단 농약의 피해를 막기 위해 사과를 꼼꼼하게 세척하는 것이 중요하고, 가능하면 무농약 사과를 고르는 것이 좋다.

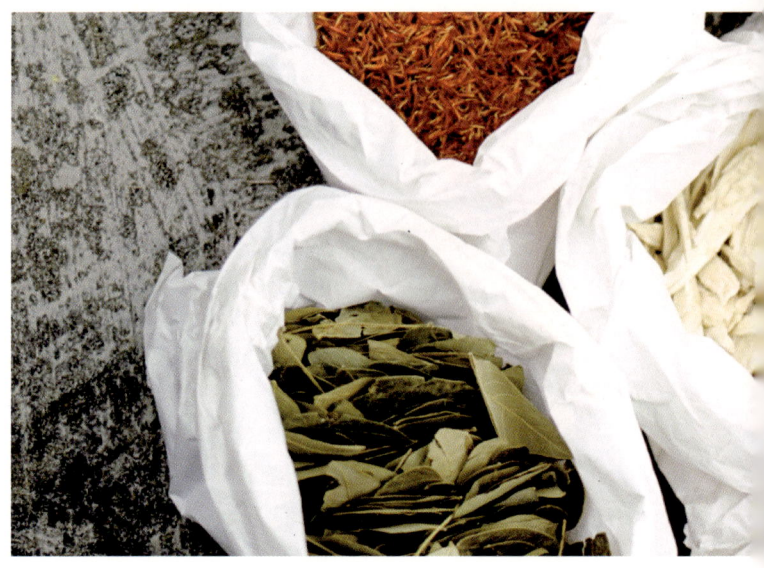

속 쓰림 & 소화불량

1 쑥달임 쑥에 물을 넣고 푹 달여 걸쭉하게 만든 뒤 아침저녁 공복에 한 숟가락씩 먹는다. 특히 소음인에게 적극 권장하는 방법이다.

2 산약차 참마의 다른 이름인 산약은 소화 기능이 떨어질 때 먹으면 좋고 식은땀이 나거나 소화기가 약한 허약 체질을 보해준다. 산약을 깨끗이 씻은 뒤 적당한 크기로 잘라 10g당 물 1컵 비율로 뭉근하게 끓여 마신다. 생참마를 사용할 경우는 말린 것보다 2배의 양이 필요한데, 즙을 내어 같은 방법으로 끓인다.

3 양배추주스 심을 도려낸 양배추를 냉동실에 넣어 살짝 얼린 뒤 믹서에 갈아 마신다. 양배추를 얼리면 특유의 냄새가 사라져 먹기도 편하다. 오렌지 같은 다른 과일과 함께 갈아 먹어도 좋다. 비타민 U가 풍부해 위 점막의 신진대사를 활발하게 도와준다.

생리불순 & 생리통

1 녹차깨소금차 진하게 우린 녹차 한 잔에 곱게 간 깨소금 한 숟가락을 넣고 잘 섞어 월경 예정일 2~3일 전부터 하루에 5~6잔씩 마시면 통증이 완화된다.

2 부추즙차 생리통이 심할 때 효과가 좋다. 부추를 잘게 썰어 분마기에 갈아 생즙을 낸 뒤 뜨거운 물 적당량을 붓고 꿀을 타서 마신다.

3 익모초 달인 물 익모초를 말려 썰어둔 약재를 한 줌 분량에 물 500ml 넣고 푹 달여 하루 세 번 따뜻하게 마시면 혈액순환이 좋아지면서 어혈이 없어지고 생리 주기가 정상으로 돌아온다. 3개월 정도 꾸준히 마시면 효과적. 손발과 아랫배가 찬 사람에게도 좋다. 이 물로 닭을 삶아 고기와 국물을 다 먹는 것도 효과적이다.

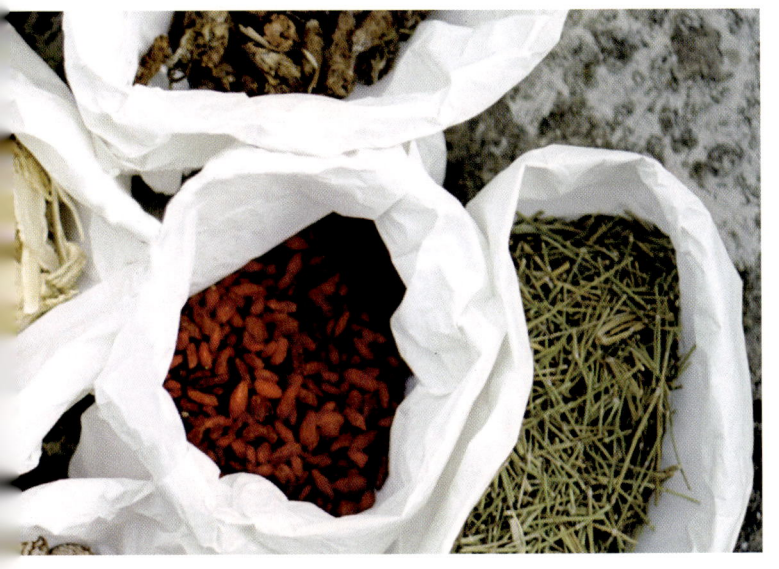

알레르기 질환

1 밤 껍질 밤 껍질은 어혈을 풀고 소화를 돕는 작용을 해 두드러기 치료에 도움이 될 수 있다. 밤 껍질 100g에 물을 10ℓ 정도 넉넉히 붓고 달여 두드러기가 잘 나는 아이에게 200ml씩 하루 3회 나눠 먹이면 효과가 있다. 이 물을 환부에 직접 발라도 좋다.

2 미나리 생즙 미나리는 해독 작용을 하기 때문에 음식을 잘못 먹어 두드러기가 생겼을 때 먹으면 효과가 있으며 간에도 좋은 작용을 한다. 미나리 뿌리를 잘라내고 깨끗이 씻어 다듬어 물기를 뺀 뒤, 생즙을 낸다. 냉장고에 보관하고 하루 2~3회, 한 잔씩 마신다. 식초 1작은술을 타서 마셔도 좋다. 거즈에 적셔 두드러기 부위에 냉찜질을 하기도 한다.

3 메밀 메밀의 찬 성질은 염증을 다스려 알레르기 피부, 여드름, 종기 등에도 좋다. 메밀가루로 죽을 쑤어 먹거나 환약 또는 가루약 형태로 만들어 그때그때 먹으면 좋다. 위와 장의 기운을 풀이 소화를 돕는 작용도 한다. 단, 성질이 차기 때문에 몸에 열이 많은 사람에게 적합하다. 속이 찬 사람이 먹으면 소화 장애를 일으킬 수 있다.

4 은행 우유와 콩에 대한 알레르기 반응이 있을 때는 은행이 효과적이다. 우유와 유가공 식품 그리고 두유, 두부 등의 콩 가공식품으로 인해 알레르기가 일어났을 때 먹으면 좋다. 증상이 있을 때 은행을 살짝 볶아 어린아이는 1~2알, 성인은 3~4알 정도 먹으면 음식 알레르기를 다스릴 수 있다. 특히 태음인에게 좋은 식품이다.

5 감자양파즙 감자 500g과 양파 100g 정도를 얇게 썰어 냄비에 담고 물을 3컵 정도 부어 약한 불에 삶는다. 물이 반으로 줄면 체에 거른다. 이 물을 하루 세 번으로 나눠 공복에 따뜻하게 데워 마신다. 3개월 이상 지속적으로 마셔야 효과가 있다.

6 쑥가루 습진, 가려움증, 여드름, 땀띠에는 말린 쑥을 가루로 빻아 현미 식초에 개어 상처에 바르면 좋다. 또, 말린 쑥을 자루에 넣어 욕조에 띄워 목욕을 하면 땀띠나 풀에 긁혀서 부푼 데에 좋고 어깨 결림, 요통 신경통, 류머티즘 등의 통증을 덜어주며 손발이 찬 데도 효과가 있다.

스트레스 & 불면증

1 토마토주스 토마토와 더불어 피망, 셀러리 등의 채소를 믹서에 갈아 하루 두 번 정도 마시면 신경이 안정되며 마음이 편안해지는 효과가 있다.

2 치커리차 씁쓸한 맛의 치커리차는 짜증난 마음을 편안하게 가라앉히고 머리를 맑게 한다. 치커리를 깨끗하게 씻어 말린 다음 적당량의 물에 넣고 끓인다. 한 번 끓어오르면 불을 줄여서 뭉근하게 우린 뒤 걸러서 꿀을 타 먹거나 차게 식혀 물처럼 마신다.

3 황기마늘차 허약 체질로 늘 피로를 느끼고 불면증에 시달리는 소음인 체질이 마시면 건강 회복에 도움이 된다. 황기 10g당 마늘 2쪽, 물 1컵 비율을 잡아 끓인다. 한 번 끓어오르면 약한 불로 줄여 뭉근하게 우린다.

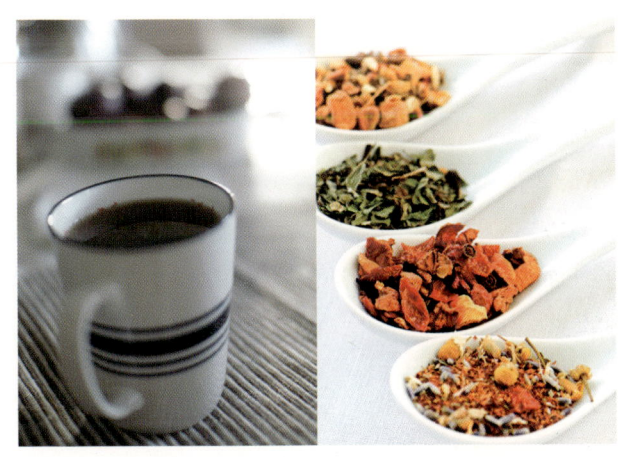

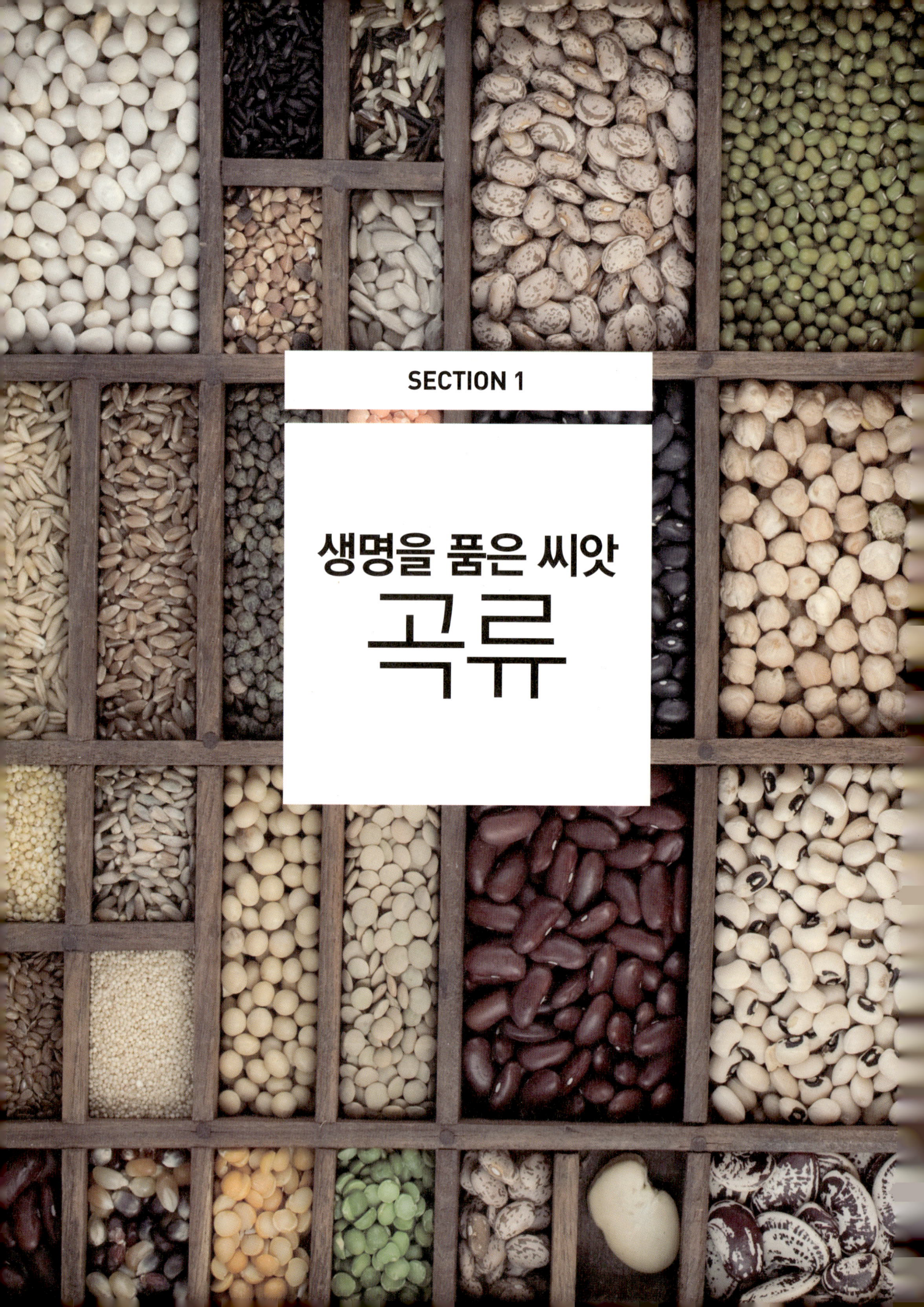

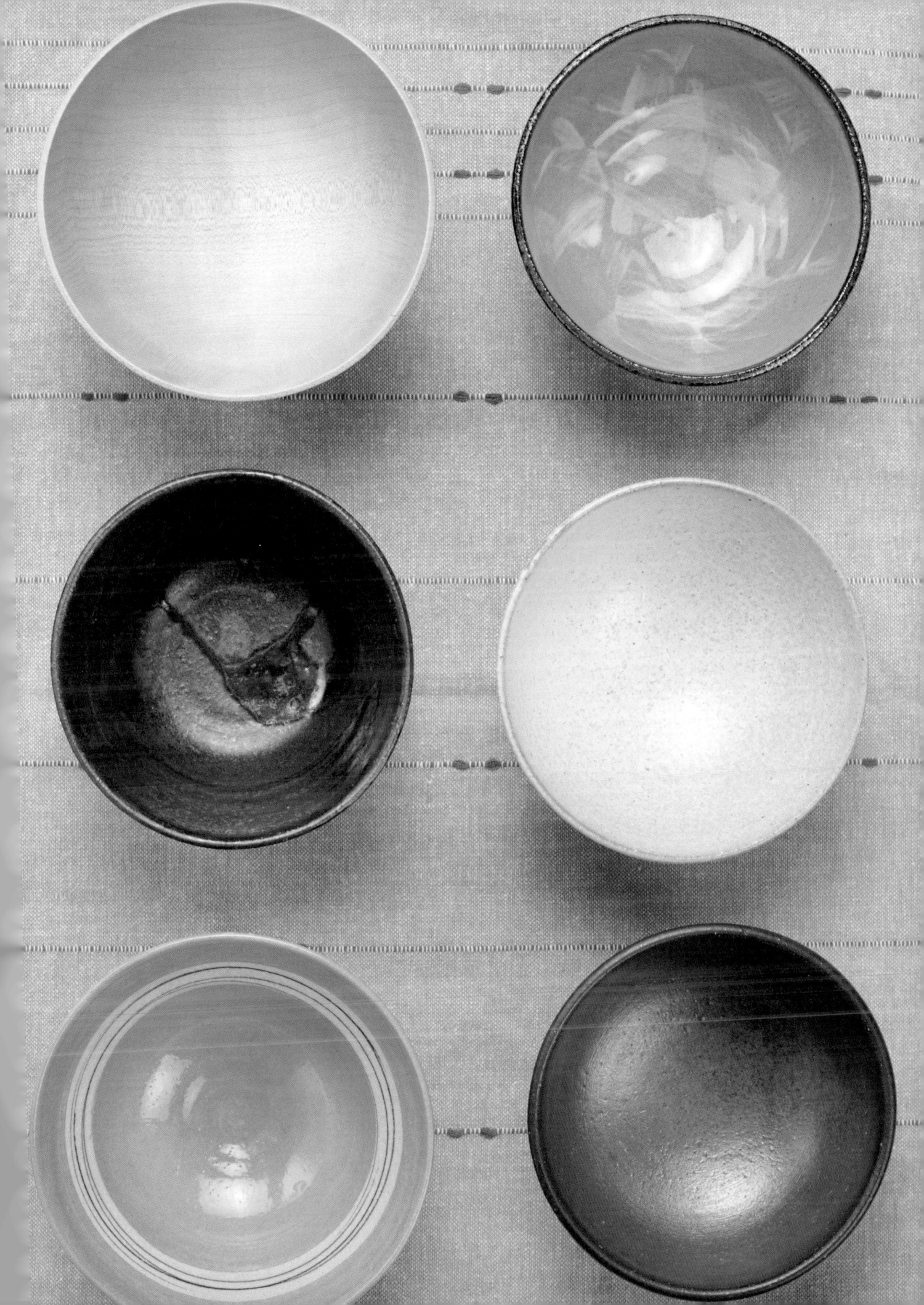

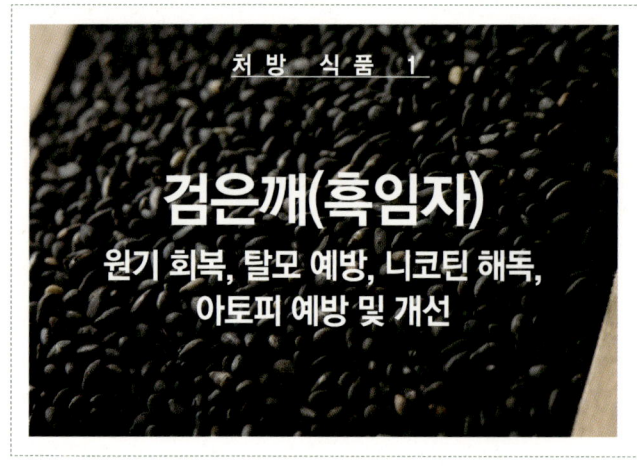

처방 식품 1

검은깨(흑임자)
원기 회복, 탈모 예방, 니코틴 해독, 아토피 예방 및 개선

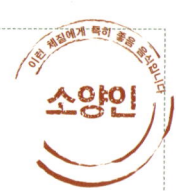

함께 먹으면 좋은 음식: 연근
제철: 1~12월

왜 좋은가부터 아셔야겠습니다

검은깨는 예로부터 식품으로서뿐만 아니라 약용으로도 널리 쓰여왔다. 검은깨는 흑임자라고도 하는데, 중국에서는 흑임자를 불로장수의 식품이라 하여 귀중하게 여겼다. 세계에서 가장 오래된 의학서인 『신농본 초경』에서는 심신의 건강을 촉진하는 식품으로 깨를 꼽는데, 오장의 기능을 보호해 원기와 체력을 증진시키고, 머리를 총명하게 하며, 몸을 가볍게 하는 것으로 기록되어 있다.

특히 검은깨는 간과 신장을 돕고 혈액을 보하여 장을 부드럽게 한다. 불포화지방산과 비타민이 많이 들어 있어 동맥경화나 고혈압의 예방에 좋다. 또 검은깨에는 안토시아닌 색소가 있어 신장 기능 강화, 노화 방지, 항암·항산화 작용을 하고 콜레스테롤 수치를 낮추며, 니코틴 해독 작용도 한다.

『동의보감』 양약편에 보면 "환자가 허해져서 말할 힘이 없을 때 검은깨를 쓰면 효과가 있다"고 나와 있는데, 그만큼 원기 회복에 좋은 식품으로 환자의 회복기에 죽을 쑤어 먹으면 특히 좋다. 검은깨는 소화효소가 많고 지방질이 풍부하여 위장을 매끄럽게 하는 효과까지 기대할 수 있다.

또 간장과 신장을 보하므로 간장과 신장이 허해서 생기는 탈모나 눈이 침침할 때 먹으면 좋다. 특히 검은깨는 비타민 E가 많아 피부를 좋게 하는 것은 물론 아토피 환자에게 도움을 준다. 복통과 변비로 속이 좋지 않을 때는 검은깨 기름으로 무친 나물이나 볶음밥을 먹으면 좋고, 벌레 물린 상처에 검은깨 기름을 바르면 상처가 잘 아문다. 또한 검은깨에는 케라틴 함량도 많아 꾸준히 먹으면 머리에 윤기가 흐르고 탈모도 예방할 수 있다. 샐러드드레싱이나 나물 무칠 때, 비빔밥 등 참기름 대신 사용하면 좋다.

이렇게 만들어 드시면 좋겠습니다

●**음료로…** 검은깨는 동맥경화를 예방하고 탈모를 방지하는 영양소와 함께 필수지방산이 풍부한 식품. 검은깨를 곱게 갈아 우유나 생수, 요구르트에 타서 아침마다 한 잔씩 마시면 고혈압이나 탈모 방지에 효과적이다.

검은깨차 검은깨 6g, 녹차 3g, 물 500㎖
1 검은깨를 볶는다.
2 녹차와 섞어 물을 붓고 끓인다.
3 끓기 시작하면 약한 불로 줄여 15분 정도 더 달인다. 이것을 하루 분량으로 잡아 수시로 마신다.

●**양념으로…** 검은깨를 깨끗이 씻어 팬에 충분히 볶은 다음 깨소금과 함께 천연 양념으로 쓰면 좋다. 분마기에 곱게 빻아서 써도 되지만 깨 모양 그대로 볶은 뒤 바로 사용해도 된다. 약간 고소하면서 쌉쌀한 맛이 음식에 향을 더하고 요리의 모양을 살려준다. 삼겹살이나 편육, 등심 등의 고기를 구워 먹을 때 곁들이는 기름장에 검은깨 가루를 함께 넣어 찍어 먹는 것도 방법. 고기의 누린 맛을 제거하고 고소함과 담백함을 더해 맛있는 고기 요리를 먹을 수 있다.

● **밥이나 죽으로…** 검은깨는 신장을 튼튼히 하는 역할을 하는데 밥을 지을 때 조금씩 넣어서 지어도 되고 초밥이나 볶음밥 등에 고명으로 올리면 보기에도 좋고 맛도 그만이다. 또 죽이나 별미밥을 지을 때 함께 넣어도 좋다.

검은깨죽 쌀 1컵, 검은깨 ½컵, 물 10컵, 소금 약간

1 쌀은 씻어서 물에 충분히 불렸다가 소쿠리에 건져서 물기를 뺀다.
2 검은깨는 씻어서 일어 건져 물기를 뺀 후 볶는다.
3 쌀과 검은깨를 분마기나 믹서에 따로따로 간다. 갈 때는 물을 조금 부어서 갈고 나머지 물을 각각 섞어 쌀과 검은깨를 체에 밭친 다음 물은 받고 남은 찌꺼기는 버린다.
4 쌀물과 검은깨물을 밑이 두꺼운 냄비에 모두 넣고 나무 주걱으로 저어가면서 끓인다. 한 번 끓어오르면 불을 줄여 뭉근히 끓인다.
5 기호에 맞게 소금을 약간 넣어서 먹는다.

● **약술로…** 나이가 들어서 팔다리에 힘이 없고 허리와 무릎이 시리고 아플 때 율무, 건지황과 함께 술을 담가 먹으면 효과를 볼 수 있다. 뿐만 아니라 피부를 윤택하게 하며 산모가 젖이 잘 나오도록 하는 데도 좋다.

이렇게 고르셔야겠습니다

낱알의 크기가 모두 비슷하게 고르면서 검은 윤기가 흐르는 것을 고른다. 60일 정도 실온 보관하는 것이 적당한데 장기 보관하고 싶다면 물기가 없는 상태로 밀폐 용기에 담아 냉동실에 넣어둔다. 구입한 검은깨는 돌이나 잡풀들을 골라낸 뒤 팬에 볶아서 사용한다.

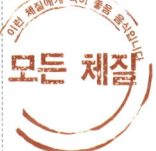

처 방 식 품 2

검은쌀(흑미)
면역 기능 강화, 빈혈 예방, 변비 해소, 노화 방지

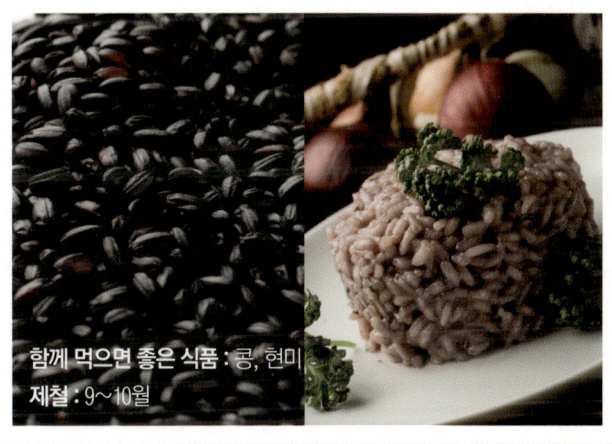

함께 먹으면 좋은 식품 : 콩, 현미
제철 : 9~10월

왜 좋은가부터 아셔야겠습니다

컬러 푸드의 열풍과 함께 블랙 푸드가 각광받기 시작하면서 건강식품으로 부각되고 있는 흑미. '약쌀'이라고도 불리는 흑미는 겉은 검고 속이 희면서 찰기가 있는 쌀이다. 한방에서 검은 곡식은 간과 콩팥에 좋고, 변비를 해소하며 혈압을 조절하는 효능이 있다고 알려지는데, 그중 흑미는 백미보다 칼슘과 비타민 B_1과 B_2 니아신이 월등하게 많이 함유되어 있으며 단백질과 지방, 무기질 함량도 훨씬 높다. 항산화 작용을 하는 안토시아닌 색소 함량도 검은콩의 4배나 되는 건강식품이다.

특히 흑미의 겨층에는 항산화 작용은 물론 발암 억제 효과가 있는 물질이 함유되어 있다고도 알려진다. 뿐만 아니라 당뇨병 등의 성인병과 위장병에 효과적이며 노화 방지와 피부 미용에 좋은 성분도 함유되어 있다. 꾸준히 섭취하면 빈혈을 예방하는 효과도 있으므로 특히 임산부들에게 권장할 만한 식품이다.

일반적으로 쌀과 5% 정도 섞어 밥을 지으면 맛이 구수하고 찰기가 있다. 특히 꼬들꼬들 씹히는 맛이 일반 쌀과는 또 다른 미감을 돋우는데, 퓨전 스타일로 샐러드에 넣어 먹는 것도 별미다.

이렇게 만들어 드시면 좋겠습니다

● **밥으로…** 흑미밥은 흰쌀이나 현미 등 어디에나 섞어서 지어 먹을 수 있다. 이때 흑미는 5~10% 정도만 넣어도 색감과 질감을 즐길 수 있는데 흑미를 불린 검은 물을 넣어서 밥을 하면 더

욱 맛이 좋다. 기력이 떨어지는 날이나 어른들을 위한 상차림이 필요한 날이라면 흑미와 갖은 잡곡을 넣어 영양밥을 짓는 것도 방법. 쫀득한 질감을 지닌 덕분에 새콤달콤하게 양념을 해서 유부초밥이나 주먹밥으로 만들기에도 적당하고, 샐러드에 활용하면 든든한 한 끼 식사로도 충분하다.

흑미영양밥 흑미 1컵, 현미 찹쌀 1컵, 수삼 1뿌리, 은행 5개, 약대추 5개, 잣 1큰술, 참기름·소금 약간씩, 물 3컵

1 흑미와 현미 찹쌀은 각각 씻어 하루 저녁 정도 불려 건진다.
2 수삼은 싹이 나는 부위를 잘라내고 껍질을 긁어낸 다음 0.5cm 두께로 썬다.
3 불려 건진 흑미와 현미 찹쌀은 참기름을 두른 솥에 넣고 볶아 분량의 물과 소금을 약간 넣고 끓인다.
4 은행은 식용유로 가볍게 볶아 껍질을 벗겨두고, 약대추는 깨끗이 씻어 준비한다.
5 ③의 밥이 끓어서 뜸 들기 전 수삼과 은행, 약대추를 넣는다.
6 밥이 뜸 들면 불을 끄고 5분 정도 지난 다음 가볍게 섞어 잣을 뿌려 낸다.

● **죽으로**… 흑미죽도 권할 만하다. 흑미를 2~3시간 정도 불린 뒤 잣과 불린 흑미를 반씩 넣고 갈아서 흑미잣죽을 쑤어도 차진 맛이 일품이고, 다양한 견과류를 섞어 넣어 흑미견과류죽을 쑤어도 좋다.

● **가루로**… 밀가루나 쌀가루와 마찬가지로 흑미도 가루로 만들어두고 필요할 때 활용할 수 있다. 미음을 만들면 이유식 중기 단계 아이의 이유식이나 노인의 영양식으로 좋고, 반죽하여 칼국수나 수제비로 만들어도 별식이 된다. 흑미 가루는 빵이나 떡을 만들기에도 제격이다.

이렇게 고르셔야겠습니다

국산 흑미가 중국산 흑미보다 안토시아닌 색소가 3배 이상 많으므로 되도록 국산을 구입할 것. 국산 흑미는 쌀알이 통통하고 길이가 짧으면서 약간 붉은빛이 감돈다. 영양 손실을 막으려면 물에 담가두는 것보다 씻은 뒤 체에 밭쳐 불리는 것이 좋다.

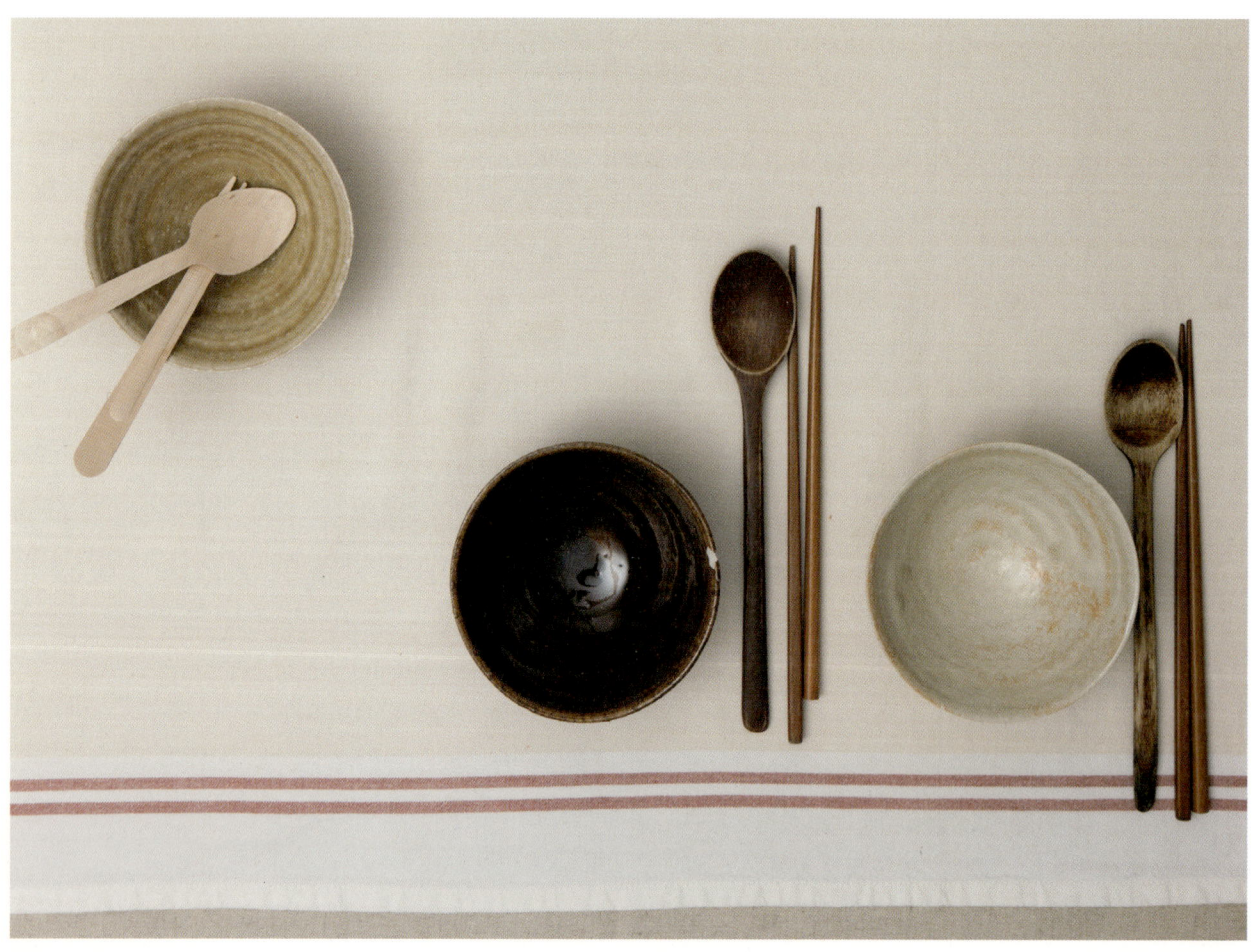

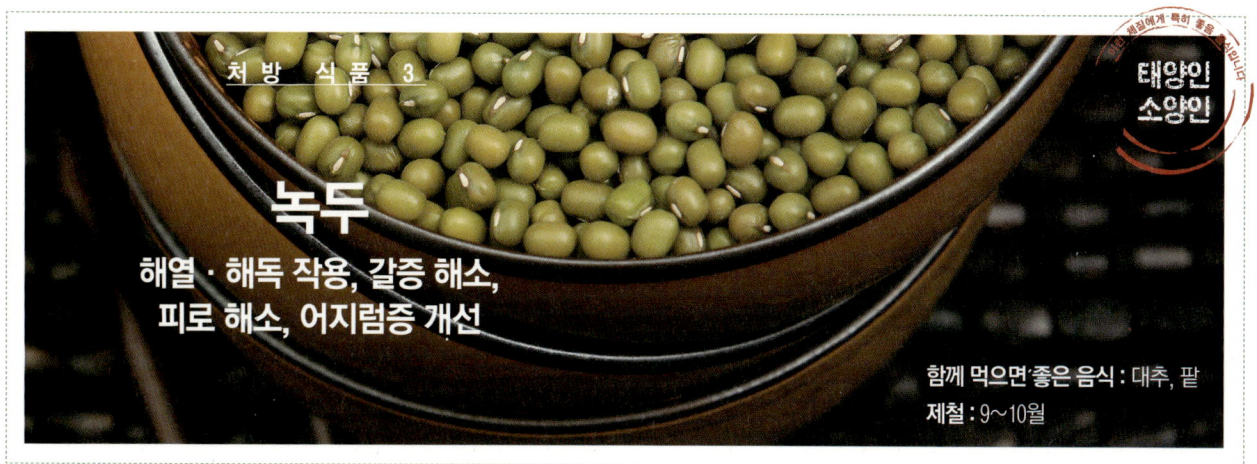

처방 식품 3

녹두
해열·해독 작용, 갈증 해소, 피로 해소, 어지럼증 개선

함께 먹으면 좋은 음식 : 대추, 팥
제철 : 9~10월

태양인
소양인

왜 좋은가부터 아셔야겠습니다

100가지의 독을 풀어주는 식품으로 알려진 녹두. 녹두는 몸의 열을 없애는 해열 작용과 해독 작용이 뛰어나며 한약을 먹을 때는 녹두를 삼갔을 정도로 성질이 서늘한 식품이다. 가슴이 답답하면서 수시로 갈증이 나는 것을 풀어주며, 열을 내리고 독성을 풀어주는 효능이 있다. 피로가 쌓였거나 숙취가 심할 때 효과적이고, 입술이 마르고 헐었을 때도 먹으면 좋다. 류신이나 라이신 등의 필수아미노산을 함유해 성장기 아이들의 발육에 좋고, 빈혈이나 가벼운 어지럼증을 개선하기도 한다. 심한 더위를 먹었을 때는 생녹두를 찧어 냉수에 타 주스로 먹으면 금방 가라앉을 정도로 여름철 열독을 물리치는 데 효과적이다. 또한 녹두를 삶아서 그 물을 마시면 당뇨에도 효과가 있다고 알려진다. 녹두로 만든 차는 해독 효과가 있고 뇌막염, 뇌염, 장티푸스에도 효험이 있는 것으로 전해온다. 또 요즘은 소아 피부병이나 아토피에 녹두죽을 즐겨 먹으면 좋다고 알려지고 있다. 녹두는 꾸준히 먹으면 소변을 잘 나오게 하며 원기를 보해주면서 마음을 안정시킨다. 인도 등지에서는 신경 계통의 약으로 이용하기도 한다. 하지만 녹두는 몸을 차게 만드는 경향이 강하기 때문에 혈압이 낮은 사람이나 냉증이 있는 사람은 피하는 것이 좋다.

이렇게 만들어 드시면 좋겠습니다

●**갈아 만든 반죽으로…** 녹두를 오래 불려서 곱게 갈아 반죽을 만들어놓으면 다양한 음식에 활용할 수 있다. 불린 녹두 반죽과 감자를 함께 갈아서 부친 녹두감자전을 비롯해 녹두빈대떡과 녹두김치 등의 별미 음식을 쉽게 만들 수 있다.

●**밥으로…** 밥을 할 때 녹두를 함께 넣고 짓는 방법도 있다. 껍질을 벗기지 않은 녹두를 준비해서 하룻밤 정도 물에 푹 불렸다가 밥을 짓거나 녹두를 미리 삶아서 냉장 보관했다가 밥을 지을 때 넣는다. 콩을 잘 먹지 않는 아이들도 녹두밥은 잘 먹을 만큼 식감도 맛도 부드러운 밥으로 건강하게 즐길 수 있다.

●**죽으로…** 일반적인 죽을 끓이는 방법으로 녹두만 갈아 넣고 끓여도 좋고, 찹쌀이나 현미 등을 섞어 죽을 만들어도 좋다.

녹두현미죽 녹두 85g, 현미 140g, 소금 약간

1 녹두는 씻어 일어서 10배 정도의 물을 붓고 삶는다. 푹 무르면 잘 주물러 껍질을 벗기고 껍질을 걸러내 버린 다음 으깨가며 중간 체로 내린다. 녹두 거른 물과 앙금을 따로 준비해둔다.
2 현미는 충분히 불린 뒤 잘 씻어 일어 건져둔다.
3 녹두 거른 물에 불린 현미를 넣고 끓인다. 쌀이 다 퍼지면 준비해둔 녹두 앙금을 넣어 나무 주걱으로 저으면서 끓인다. 불을 끄고 소금을 넣어 간을 맞춘다.

이렇게 고르셔야겠습니다

껍질이 거칠수록 좋은 녹두. 광택이 없으면서 알의 빛이 퍼렇고 모양이 둥글면서 낱알의 크기가 너무 크지 않은 것이 좋다. 약으로 쓸 때는 껍질을 버리지 않고 함께 먹는다.

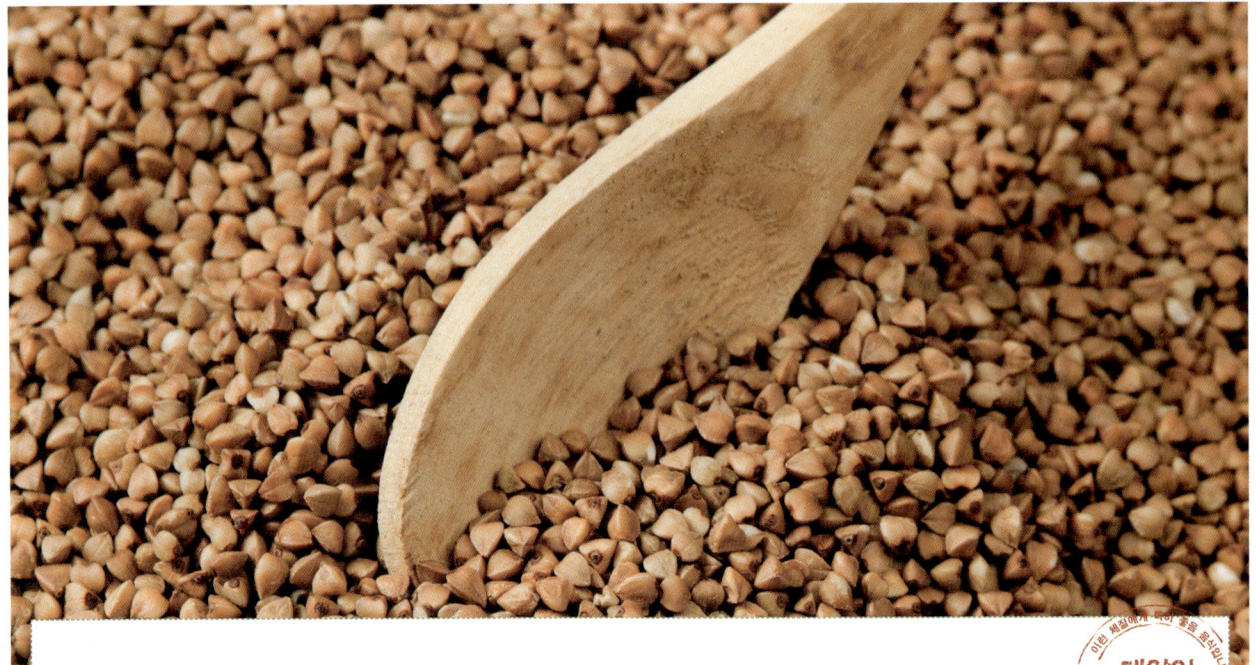

처방 식품 4

메밀

변비 개선, 당뇨병 완화,
기력 회복, 소화 흡수

태양인
소양인

함께 먹으면 좋은 음식 : 들깨
제철 : 1~12월

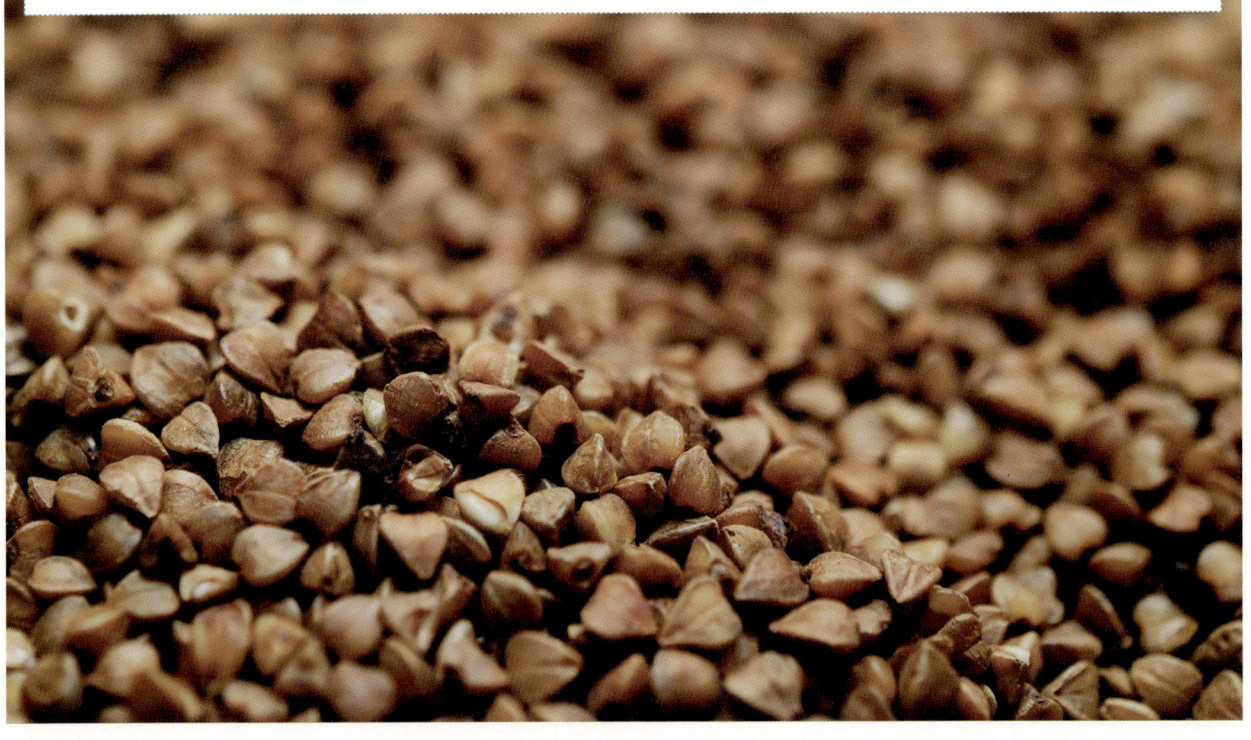

왜 좋은가부터 아셔야겠습니다

막국수, 냉면, 묵, 부침개 등으로 다양하게 즐겨 먹는 메밀은 씨, 가루, 잎과 꽃을 이용한 약재로도 널리 사용되는 식품이다. 베갯속으로 만들어 베고 자기만 해도 뇌졸중을 예방하고 눈과 머리가 맑아진다고 할 정도로 약으로서 가치가 뛰어난 식품. 식물성 단백질과 필수아미노산, 탄수화물, 비타민 B_1과 B_2, 비타민 K, 인산 등이 넉넉하게 함유되어 위장, 대장 같은 소화기 기능을 튼튼하게 한다.

중국 의서에는 메밀이 장과 위를 튼튼하게 하고 기력을 북돋아 준다고 기록되어 있다. 메밀에는 효소가 많이 들어 있기 때문에 소화율이 좋아 위장 기능이 약한 사람이나 신경을 쓰는 직장인들이 부담 없이 먹을 수 있는 식품. 특히 설사 환자나 당뇨병 환자에게 변비증이 있을 때 효과적이다. 오장의 부패물을 배설시키고 정신을 맑게 한다.

기력을 회복시키는 데 도움이 되며 독을 풀고 염증을 삭이며 가슴속 열을 아래로 풀어주고 모세혈관을 튼튼하게 해 혈액순환을 원활히 한다. 특히 동맥경화와 고혈압 환자가 먹으면 좋은 음식으로 인정받고 있는데, 그 까닭은 모세혈관을 튼튼하게 하는 비타민 P의 한 가지인 루틴이라는 성분이 6mg이나 들어 있기 때문이다. 루틴은 고혈압, 동맥경화, 궤양성 질환, 폐출혈, 치질, 동상, 감기 등에 효과가 인정되어 임상적으로 이용되고 있는 성분이다. 그 외에 소화불량, 이질, 여성 대하 같은 질환에도 효능이 있다.

단, 성질이 찬 식품이므로 소화기 계통이 차서 자주 배앓이를 하거나 음식 탈이 잘 나는 사람은 피하는 것이 좋다. 오랫동안 장복하거나 돼지고기나 양고기 등과 함께 먹으면 풍을 일으킬 수 있으므로 주의할 것. 눈썹과 머리카락이 빠지는 부작용도 생길 수 있다.

이렇게 만들어 드시면 좋겠습니다

● **가루로…** 메밀가루에 끓는 물을 천천히 부어 잘 갠 다음 꿀을 넣어 마시는 차는 고혈압 환자에게 좋은 음료로 권장되고 있다. 또한 한방에서는 메밀가루를 날것으로 계속 먹으면 체내의 기생충을 몰아내는 데 효과가 있다고 본다.

● **한 끼 식사나 반찬으로…** 여름에 즐겨 먹는 메밀국수는 찬 음식으로 인해 설사를 일으킬 때나 냉(冷)증을 치료하는 식이요법으로도 응용된다. 또한 메밀 잎을 따서 나물로 만들어 먹으면 귀나 눈을 밝게 한다고 알려진다.

이렇게 고르셔야겠습니다

메밀가루의 색깔이 희고 고운 것일수록 영양가는 우수하지 못하다. 색깔이 검은 것일수록 영양가도 높고 통변이 잘 되어 변비를 예방하는 데 도움이 된다.

PLUS TIP 1   건강한 몸을 만드는 조리 습관

생식이 최고 식품이 신선하고 안전한 것이라면 본래의 맛을 그대로 살릴 수 있는 생식이 좋다. 가장 바람직한 식품 섭취는 자연 상태로 섭취하는 것이다. 볶거나 무치는 것보다 생으로 먹는 조리법을 이용하자.

튀김보다 구이, 구이보다 찜 식품을 높은 온도에 튀겨서 조리하면 발암성 물질이 생기기 쉽다. 또한 튀기는 조리법은 재료가 간직한 본래의 영양소를 파괴하고 새로운 독성물질을 만들어내므로 '삶거나 찌거나 데치는' 우리의 전통 조리법이 직화나 튀김 요리법보다 건강에 훨씬 도움이 된다. 돼지고기의 경우 삶으면 고기의 지방질과 나쁜 세균이 완전히 제거된다. 그러므로 요리할 때 석쇠에 직접 굽는 것보다 불판을 사용하는 것이 낫고, 불판에 굽는 것보다 물에 삶거나 찌는 것이 훨씬 좋은 방법이다.

간은 싱겁고 담백하게… 세계보건기구(WHO)에서는 1일 염분 섭취 권장량을 5mg 이하로 규정하고 있다. 음식을 지나치게 짜게 먹을 경우 심장병이나 뇌졸중의 위험이 높아지므로 각별히 유의해야 한다. 설탕이나 소금, 기름의 양을 최대한 절제하고 천연 조미료로 간을 해 싱겁게 먹는 게 좋다. 너무 싱거워 입맛에 맞지 않는다면 레몬이나 식초 등의 신맛을 이용하면 좋다. 신맛은 미각을 자극해서 간을 적게 해도 맛을 살릴 수 있다.

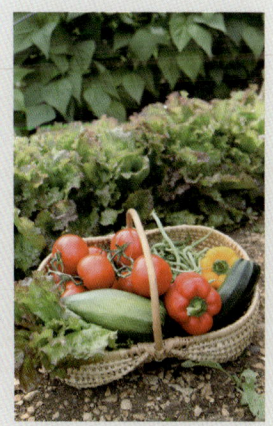

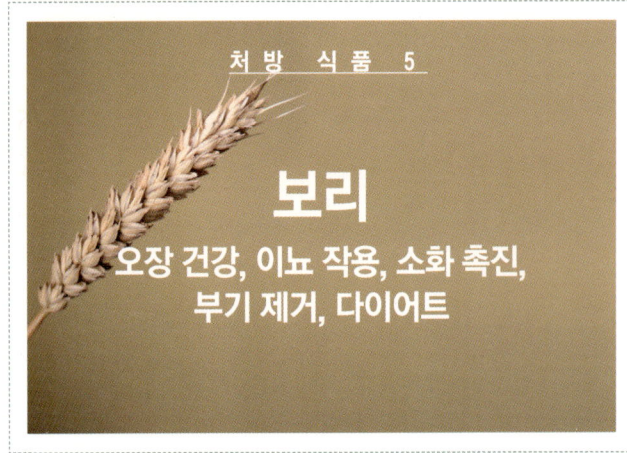

처방 식품 5

보리
오장 건강, 이뇨 작용, 소화 촉진, 부기 제거, 다이어트

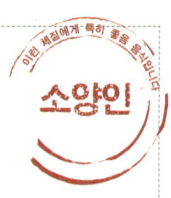

함께 먹으면 좋은 음식: 콩, 팥
제철: 1~12월

왜 좋은가부터 아셔야겠습니다

보리는 쌀이 없을 때 먹는 곡식으로 여겨졌지만 사실 쌀에 비해 섬유질이 5배나 많은데다 쌀에 부족한 비타민 B_1이 듬뿍 들어 있는 건강식품이다. 특히 요즘 보리가 각광받는 이유는 보리가 벌레 없는 겨울에 자라는 무공해 식품이기 때문. 보리는 가을에 씨를 뿌리고 추운 겨울에 왕성하게 자라서 초여름에 수확하는 신비로운 식물이다.

한의학에서는 대맥(大麥)이라고 하는데 기(氣)를 북돋고 위장 기능을 튼튼히 하며 설사를 그치게 하고 오장(五臟)을 튼튼하게 하며 이뇨 작용이 강하고 부종을 없앤다고 여긴다. 변비를 치유하는 것은 물론 엿기름을 만들어 먹으면 소화제로도 유용하며 얼굴에 부스럼이 많은 아이는 볶아서 감초와 같이 달여 마시면 좋다.

보리가 건강에 좋은 것으로 알려지면서 보리를 주식으로 먹는 사람들이 늘고 있다. 특히 신장 기능이 약해 부종이 자주 생기는 소양인에게는 보리밥이 제격이다. 팥과 함께 섞으면 효과가 더 좋은데, 팥과 보리가 모두 몸 안의 열을 내리고 이뇨 작용이 잘 되게 하는 효과가 있어 부기 빼는 데 효과 만점이다. 그러나 성격이 꼼꼼하고 몸이 차며 소화 기능이 약한 소음인이나, 성격이 느긋하며 먹는 대로 살이 찌는 태음인은 모두 피하는 것이 좋다.

보리를 몸에 약이 되게 먹으려면 물에 담가두었다가 삶아서 밥을 짓는 것은 피할 것. 수용성 영양소가 물에 다 녹아버리기 때문에 맛도 영양도 사라지고 만다. 겉보리를 볶아서 가루로 빻아 먹는 게 제일 좋은 방법이다. 보리를 볶을 때는 껍질이 단단하기 때문에 약 10분간 정성껏 볶아야 한다.

이렇게 만들어 드시면 좋겠습니다

보리팥밥 쌀 3컵, 보리 ½컵, 팥 ⅓컵

1 팥과 보리를 흐르는 물에 깨끗하게 씻어 건져놓는다.
2 팥이 잠길 정도로 물을 부어서 터지지 않을 정도로 삶아 건진다. 보리도 물을 충분히 붓고 삶아 건져놓는다.
3 쌀은 깨끗하게 씻어서 30분 정도 불린다. 살뜨물은 따로 준비해둔다.
4 쌀에 팥과 보리를 넣고 살뜨물로 밥물을 잡아 넣은 뒤 뜸을 충분히 들여 밥을 짓는다.

이렇게 고르셔야겠습니다

통보리를 고를 때는 담황색의 부드러운 빛깔을 띠고 있으며 알이 고르면서 표면에 광택이 흐르는 것을 선택하는 것이 좋다.

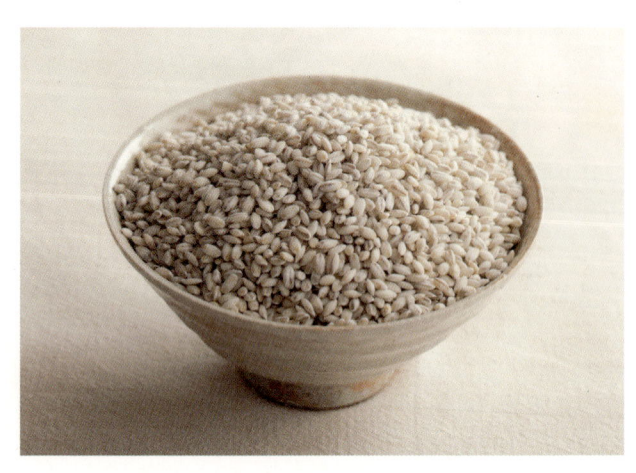

왜 좋은가부터 아셔야겠습니다

한의학에서는 '의이인(薏苡仁)'이라고 부르는 율무는 자양 강장의 효과가 있는 스태미나 식품. 몸의 습기를 없애는 이뇨 작용을 하는 까닭에 신장, 방광, 결석 등에 좋고 근육통과 신경통에도 효험이 있다고 알려진다. 또한 설사를 멈추게 하는 효능도 있다. 뿐만 아니라 피 속에 섞여 있는 이물질과 혈관을 청소하는 역할을 한다. 특히 율무는 부기를 빼면서 밥맛을 떨어뜨려 식욕을 억제하는 효과가 있어 태음인이나 비만 환자에게 가장 많이 권하는 곡류이다.

보리 모양으로 생겼으나 보리보다 몇 배 큰데, 밥에 섞어 먹거나 미숫가루로 만들어 먹는 경우가 많다. 식욕을 억제할 수 없거나 물살이 쪄서 비만인 사람, 관절이 아픈 사람은 쌀에 율무를 섞어 밥을 지어 먹으면 효과를 볼 수 있다.

이외에도 율무를 볶아서 달여 먹으면 이뇨 건위제 역할을 하고, 율무로 떡을 만들어 먹으면 비장이 튼튼해지고 식욕이 나며 위가 강해진다고 알려져 있다. 특히 현미와 궁합이 잘 맞는 식품이므로 함께 섭취하면 더 질 좋은 영양을 섭취할 수 있다. 그러나 임신 중인 여성, 몸에 열이 많아 갈증이 심하거나 두통 또는 불면증, 변비가 있는 경우에는 피하는 것이 좋다.

이렇게 만들어 드시면 좋겠습니다

●**밥으로…** 율무밥은 식욕을 억제하는 효과가 있어 다이어트가 필요한 사람, 특히 태음인처럼 비만이 되기 쉬운 사람이나 몸에 습기가 많아 잘 부으면서 살이 찌는 사람에게 효과적이다. 율무밥을 지을 때는 쌀과 율무를 3:1 정도의 비율로 섞어 불린 뒤 밥을 한다.

●**죽이나 수프로…** 고소한 율무는 죽이나 수프로 만들어 먹기에 제격. 율무수프를 만들 때는 율무를 충분히 불린 뒤 씻어 건져서 물기를 빼고 버터를 두른 팬에 볶는다. 여기에 육수를 부어 끓인 뒤 한 김 식으면 믹서에 갈아서 우유를 넣고 끓인다. 마지막 단계에서 소금으로 간하고 생크림을 넣으면 완성.

●**가루로…** 율무를 살짝 볶아서 갈아두었다가 미숫가루로 먹거나 차를 타 먹어도 좋다. 이때 몇 가지 견과류나 곡류를 함께 넣고 갈아서 먹는 것도 방법.

율무차 율무 1컵, 땅콩 ⅓컵, 들깨 또는 참깨 ¼컵

1 율무는 깨끗이 씻어 물에 하루 정도 불려놓는다.
2 땅콩은 볶아서 껍질을 벗긴다.
3 불린 율무를 비린내가 나지 않을 정도로만 물에 살짝 삶는다. 건강을 생각한다면 삶지 않고 생으로 이용하는 것이 더욱 효과적이다.
4 율무를 건져 물기를 빼고 그늘에서 2~3일 정도 말린다.
5 율무와 땅콩, 깨를 넣고 같이 갈아서 냉동실이나 냉장고에 보관해두고 그때그때 차로 마신다.

이렇게 고르셔야겠습니다

연한 갈색 표면에 윤기가 흐르는 것이 좋은 율무로 씨눈이 붙어 있는 것을 선택한다. 보통 -20~0℃의 낮은 온도에서 보관해야 하므로 씻지 않은 상태로 물기 없이 밀폐하여 냉동 보관하는 것을 권한다.

처 방 식 품 6

율무
스태미나 강화, 비만 개선, 이뇨 작용, 근육통 완화

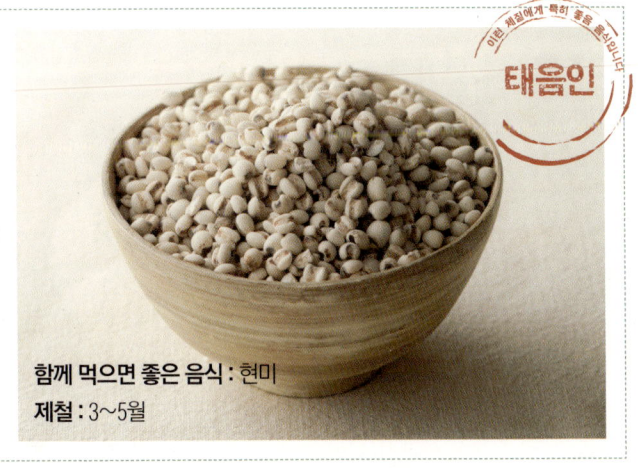

함께 먹으면 좋은 음식 : 현미
제철 : 3~5월

왜 좋은가부터 아셔야겠습니다

콩 심은 데 건강 난다. '콩은 밭에서 나는 쇠고기'라는 별칭이 붙어 있을 만큼 단백질 함량이 풍부하다. 이외에도 식물성 지방질, 비타민 B군 특히 B_1과 B_2, 니아신 성분이 많이 들어 있다. 콩에 깃든 이런 영양 성분은 쇠고기 등심보다 월등히 높은 것으로 알려져 있다. 특히 콩에 들어 있는 사포닌은 동맥경화나 심장병을 일으키는 활성산소를 제거하는 효과가 탁월하다. 또 체내의 독소를 빼내는 해독 작용이 뛰어나고 혈액순환을 촉진한다. 혈관을 튼튼하게 해 고혈압과 동맥경화에도 좋다. 포도당의 흡수 속도를 늦춰 당뇨병을 예방하는 효과도 있다.

콩은 여성에게 특히 권하고 싶은 식품이다. 콩에는 천연 여성 호르몬인 이소플라본이 함유되어 있는데, 이소플라본은 각종 암의 예방과 치료에 효과적이다. 미국 FDA에서 대장암의 치료 시험약 성분으로 지정되기도 했다. 그 외에도 여성호르몬 분비가 원활하지 않아 나타나는 냉증, 불안 초조, 골다공증 등의 증상을 예방하며 백발, 탈모에도 효과적이다.

콩의 사포닌 성분과 비타민 E 등은 말초혈관의 혈액순환을 원활하게 하며 특히 검은콩은 다른 콩에 비해서 항암, 노화 억제 물질이 많고 신장 계통의 대사 촉진에 효과가 좋다. 서리태라고도 불리는 검은콩은 기관지를 강하게 하고 내장의 점막을 튼튼하게 해 예로부터 기침의 묘약으로 이용되어왔으며 각종 기관지 질환이나 천식에도 효과적이다. 또한 해독 효과가 있어 한방에서는 검은콩과 팥을 볶아 가루로 만들어 독을 제거하는 데 사용하였다.

콩은 날것으로 먹으면 거의 흡수가 되지 않으므로 밥에 넣어 익혀 먹거나 생청국장, 된장으로 먹는 것이 좋다. 콩은 칼슘이 함유된 식품과 함께 먹지 않는 것이 좋다. 콩 속에 함유된 인산은 칼슘과 만나면 흡수되지 않고 빠져나가기 때문. 따라서 골다공증 환자라면 멸치, 치즈 등 유제품과 콩류 음식을 함께 섭취하지 않는 것이 좋다.

이렇게 만들어 드시면 좋겠습니다

● **밥으로…** 밥을 지을 때 검은콩을 물에 불려서 넣으면 밥에서 단맛이 날 뿐만 아니라 영양 면에서도 좋다. 밥 짓기 30분 전에 미리 검은콩을 불려서 부드럽게 한 다음 넣어야 밥을 지었을 때 콩이 부드럽다.

● **반찬으로…** 다양한 종류의 콩을 활용하여 만든 반찬도 별미다. 갖은 채소나 고기류 등과 섞어 조려도 맛있고, 갈아서 반죽한 뒤 전처럼 부쳐도 고소한 맛이 일품이다.

검은콩연근찜 검은콩(서리태) 50g, 연근 100g, 식초 1큰술, 마늘 채 1큰술, 찜 양념(간장 4큰술, 청주 1큰술, 맛술 · 참기름 · 물엿 1작은술씩, 설탕 2큰술, 다시마물 1컵, 통깨 약간)

1 딱딱한 검은콩은 1시간 이상 물에 담가 부드럽게 불린다.
2 연근은 껍질을 벗겨서 길이로 반 갈라 2등분한 다음 1cm 두께로 얇게 썬다. 식촛물에 담가서 색이 변하는 것을 막는다.
3 마늘은 곱게 채 썬다.
4 냄비에 찜 양념을 분량대로 넣고 한소끔 끓인다.
5 찜 양념에 검은콩 불린 것과 연근을 넣고 은근히 찐다.

처 방 식 품 7

콩
다이어트 · 골다공증 · 탈모 예방, 당뇨병 · 심장병 · 고혈압 완화

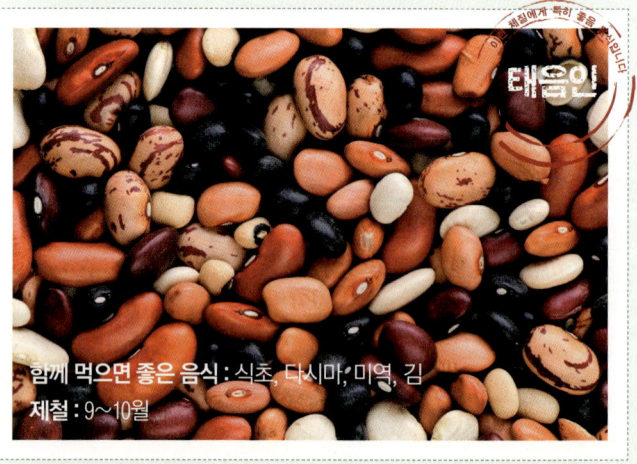

함께 먹으면 좋은 음식 : 식초, 다시마, 미역, 김
제철 : 9~10월

6 중간에 마늘 채를 넣어서 향긋한 향을 낸 다음 검은콩과 연근이 살짝 물러지면서 간이 배고 윤기가 돌 때까지 익힌다.

●**삶거나 데쳐서…** 검은콩이나 은행 등은 모양이 작고 동그래서 꼬치에 꿰어 술안주나 간식거리로 내면 먹기에도, 보기에도 좋다. 술안주로 쓰이는 검은콩은 푹 끓인 다음 간장과 설탕으로 짭조름하면서 달콤하게 조려 꼬치에 꿰면 좋다.

●**볶아서…** 검은콩은 알알이 마른 거즈로 닦은 다음 팬에 볶아서 간식으로 먹어도 맛있다. 콩이 타닥타닥 튀면서 껍질이 벗겨지면 다 볶은 것인데 뜨거울 때 조청이나 엿을 넣어서 동그랗게 뭉쳐 강정으로 먹어도 되고 볶은 콩을 그대로 먹어도 된다.

●**갈아서…** 콩은 물에 살짝 불렸다가 마른 거즈로 닦아 볶은 다음 분마기에 갈아서 콩가루를 만들어 칼국수나 수제비 또는 떡 등에 넣어서 함께 반죽하면 고소하고 담백한 콩 맛을 느낄 수 있다.

두유 메주콩 ½컵, 생수 적당량, 볶은 소금 약간, 견과류(땅콩, 잣, 호두 등) 적당량, 미숫가루 약간
1 콩은 물에 담가 3시간 정도 불린다.
2 끓는 물에 콩을 넣고 3분 정도 삶은 뒤 불을 끄고 뚜껑을 덮어 5분간 뜸을 들인다.
3 콩은 체로 건지고 콩 삶은 물은 따로 준비해둔다. 믹서에 콩과 콩 분량 3배의 물을 넣고 간다. 콩 삶은 물에는 단백질이 많이 녹아 있으므로 버리지 말고 그 물에 생수를 섞어 사용한다.
4 고운 체나 베 보자기에 ③을 담아 거른다.
5 ④를 다시 믹서에 넣고 견과류와 약간의 소금, 미숫가루를 넣어 곱게 간다.

이렇게 고르셔야겠습니다

좋은 콩은 껍질이 얇고 깨끗하다. 보통 수입산보다 국내산이 껍질이 얇다. 콩에 윤기가 나고 배꼽에 검은색이 적은 것이 좋다. 생콩은 싹이 나기 쉬우므로 비닐에 담아 보관했다가 먹기 직전에 꺼내 쓴다. 5시간 이상 불려서 사용하는 것이 맛이 좋다.

콩으로 만든 식품 1
된장
성인병 예방, 간 보호, 항암 효과
함께 먹으면 좋은 식품 : 채소, 조개　제철 : 1~12월

태음인

왜 좋은가부터 아셔야겠습니다 콩을 원료로 만드는 된장은 우리의 대표적인 발효 식품으로 요구르트나 치즈 같은 서양의 발효 식품보다 영양 면에서 더 우수하다고 인정받은 식품. 특히 직접 메주를 띄워 만든 재래식 된장은 영양이 더욱 풍부하다. 재래식 된장은 항암 및 항발암 효능을 지니고 있으며, 된장국이나 된장찌개도 같은 효과가 있다. 삶은 콩보다는 생콩, 생콩보다는 된장이 암 예방 효과가 커 된장은 많이 먹을수록 좋은 무병장수 식품이다.
된장에는 단백질, 지방, 탄수화물을 비롯해 회분, 철분, 인, 칼슘, 비타민 등 여러 영양소가 함유되어 있다. 된장이 세계적으로 주목받는 이유는 암을 예방하는 생리 활성 성분과 각종 아미노산이 풍부하기 때문. 특히 된장 속의 키토올리고당은 폐암을 억제하고 몸의 저항력을 높이며 콜레스테롤 수치를 낮추는 데 효과적이다. 비타민 B_2가 풍부해 간의 해독 작용을 도와 간을 보호한다. 또한 된장국을 먹으면 음식을 씹지 않아도 소화가 잘 된다는 말이 있을 정도로 소화효소가 풍부하다.
된장의 주성분인 단백질은 콩단백질이 분해되어 형성된 콩 펩타이드로 혈압 상승을 억제하고 각종 성인병을 예방한다. 된장은 잡냄새를 흡착하는 성질이 있어 돼지고기나 생선, 콩나물 등을 넣는 음식에 함께 넣으면 비린내가 나지 않고 풍미를 더한다.

이렇게 만들어 드시면 좋겠습니다

●**각종 요리…** 매일 먹는 된장은 찌개나 국, 무침 등 다양한 요리에 응용할 수 있다. 조리해 먹어도 된장 본연의 영양 성분을 고스란히 흡수할 수 있다는 것이 장점이다.

●**생선 절임용으로…** 흔히 자반으로 먹는 고등어, 꽁치, 청어 등을 소금 대신 된장에 절여 먹자. 생선에 된장을 얇게 발라 반나절 정도 절이면 생선살이 쫄깃해져 맛도 좋고 비린내도 덜하다.

●**된장박이로…** 된장에 무나 고추, 깻잎을 박아 넣고 장아찌로 먹어도 맛있다. 된장의 영양분을 손쉽게 섭취할 수 있는 방법이다.

이렇게 고르셔야겠습니다 된장은 집에서 담가 먹는 것이 가장 좋지만 상황이 여의치 않을 때는 국산 콩으로 담근 된장을 사 먹는 것이 좋다. 흔히 파는 된장은 조미료와 첨가물 등이 포함되어 있으므로 재래식 된장을 먹고 싶다면 생협이나 한살림 등에서 구입하는 것도 방법이다.

콩으로 만든 식품 2

두부
골다공증·고혈압 예방, 콜레스테롤 감소, 항암 효과
함께 먹으면 좋은 식품 : 당근, 생선, 김치 **제철** : 1~12월

왜 좋은가부터 아셔야겠습니다 콩이 가지고 있는 풍부한 영양분은 그대로 간직하면서 소화 흡수는 더 잘 되는 식품이 두부다. 단백질과 필수지방산을 풍부하게 함유해 예로부터 채식을 하는 승려들이 즐겨 먹었던 음식 중 하나다.

두부의 원료가 되는 콩은 골다공증, 고혈압 예방, 콜레스테롤 감소, 항암 효과 등이 있다고 알려져 있다. 콩을 그대로 먹을 경우 소화율이 낮아 문제가 되기도 하지만 두부로 만들어 먹으면 소화율이 90%가량으로 상승하고 칼슘의 함유량이 늘어나기 때문에 더욱 좋다. 두부의 칼슘은 뼈를 튼튼하게 하기도 하지만 긴장을 풀어주는 효과도 있기 때문에 다이어트 스트레스를 이기는 데 도움이 된다.

또한 두부를 많이 먹으면 동물성 식품을 먹을 때 포화지방산이나 콜레스테롤의 피해를 막을 수 있다. 육류나 달걀을 대신해 질 좋은 단백질을 효과적으로 보충할 수 있는 가장 좋은 식품이 바로 두부다. 특히 밥과 두부를 함께 먹으면 쌀에 부족한 필수아미노산인 리신을 보충해주기 때문에 육류 못지않은 양질의 단백질을 섭취할 수 있다.

이렇게 만들어 드시면 좋겠습니다

된장소스 두부구이 두부 1모, 된장 소스(된장·맛술 1큰술씩, 다진 양파 2큰술, 꿀 1작은술), 송송 썬 실파 약간

1 팬에 기름을 살짝 두르고 달군 뒤 두부를 올려 굽는다.
2 믹서에 된장 소스 재료를 분량대로 넣고 잘 간다.
3 접시에 두부를 담고 소스를 뿌린 뒤 실파를 뿌린다.

두부스테이크 두부 1모, 당근 ½개, 껍질콩 20g, 올리브 오일 2큰술, 소금·후춧가루·다진 파슬리 약간씩, 소스(우유 5큰술, 버터·밀가루·우스터소스 1큰술씩, 토마토 페이스트·핫소스·설탕 1작은술씩, 소금·후춧가루 약간씩, 물 1컵)

1 두부는 물에 씻어 마른 면포에 싸서 무거운 그릇으로 눌러 물기를 뺀다.
2 두부를 2cm 두께로 납작하게 썰어 소금을 약간 뿌려 밑간한다.
3 당근은 사방 2cm 크기로 썰어 모서리를 다듬고, 껍질콩은 씻어서 반 가른다.
4 팬에 올리브 오일 1큰술을 두르고 손질한 당근, 껍질콩을 순서대로 넣고 볶아서 소금과 후춧가루로 간한다.
5 또 다른 팬에 올리브 오일 1큰술을 두르고 두부를 노릇하게 앞뒤로 굽는다.
6 분량의 소스 재료를 섞어 팬에 넣은 다음 걸쭉하게 조린다.
7 접시에 볶은 채소와 두부를 얹고 소스를 듬뿍 뿌린 다음 다진 파슬리를 뿌려 낸다.

이렇게 고르셔야겠습니다

요즘은 브랜드별로 두부의 종류가 매우 다양하며 믿고 먹을 수 있는 제품을 고르기가 쉬워진 편. 먹고 남은 두부를 보관할 때는 물에 담가서 냉장고에 넣어두는데 물에 소금을 살짝 넣어두면 두부의 신선도가 오래 유지된다.

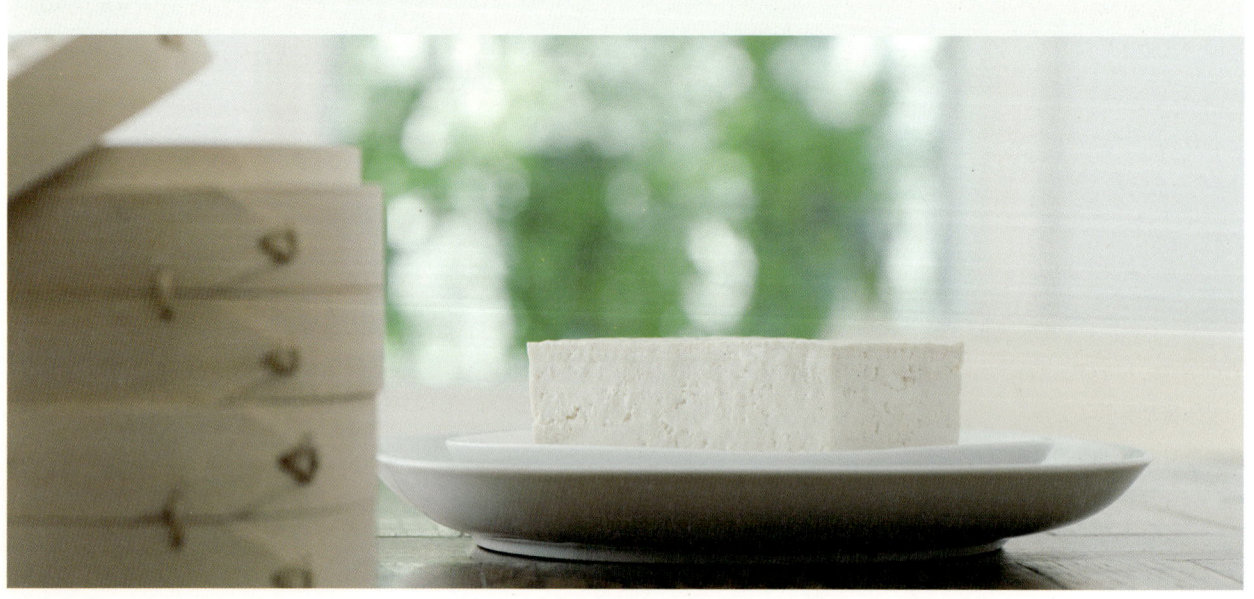

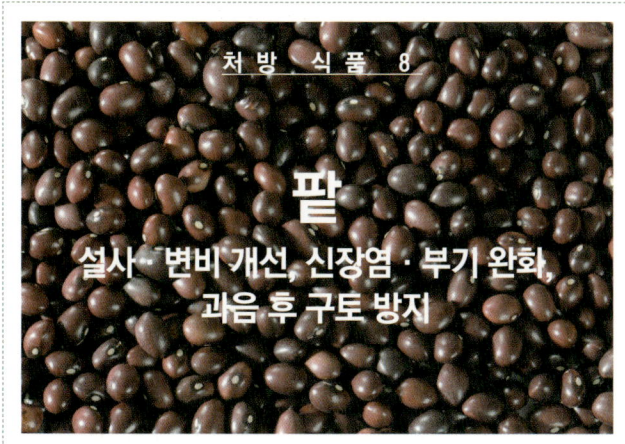

처방 식품 8

팥
설사·변비 개선, 신장염·부기 완화, 과음 후 구토 방지

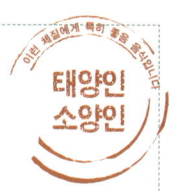
태양인 소양인

함께 먹으면 좋은 음식 : 쌀, 늙은호박
제철 : 10월

왜 좋은가부터 아셔야겠습니다

예로부터 귀신이나 질병을 쫓는 식품으로 널리 활용해왔을 만큼 탁월한 효능을 지닌 팥은 곡류 중 비타민 B_1이 가장 많다. 비타민 B_1은 신경과 관련이 깊어 부족하면 식욕부진, 피로감, 수면 장애, 기억력 감퇴, 신경쇠약 등의 증세가 나타나는데, 팥을 잘 먹으면 이런 신경성 질병을 예방할 수 있다.

『약성본초』에는 팥이 열독을 다스리고 악혈을 없애며 비위를 튼튼하게 해준다고 기록되어 있다. 팥은 설사를 멈추게 하고 비만과 고혈압의 예방과 치료에도 효과가 있는데, 이는 몸속의 물을 빠지게 하여 부종이나 노폐물을 빨아내는 성질이 있기 때문이다. 팥을 삶아서 먹으면 신장염 치료에 도움이 되는 것도 이런 이유 덕분이다. 신장염, 부종, 변비, 과음으로 인한 구토 등에 팥을 달여 팥과 그 물을 수시로 마시면 효과적이다. 팥은 이뇨 작용이 뛰어나 체내의 불필요한 수분을 배출시키므로 체내에 과잉 수분이 쌓여 지방이 쉽게 축척되어 살이 찌는 경우 효과적이다. 팥은 장 기능을 원활하게 하여 변비 치료에도 좋고 포만감을 주어 과식을 방지하는 효과도 있다.

이렇게 만들어 드시면 좋겠습니다

팥물 팥 60g, 물 900㎖

1 팥을 물에 불린다.
2 팥과 물을 냄비에 옮겨 담고 센 불에 끓이다가 끓기 시작하면 중간 불로 줄여 팥이 말랑말랑해질 때까지 약 30분간 더 삶는다. 끓을 때 위에 뜨는 것을 걷어내야 맛이 순해진다.
3 보관할 때는 차게 식힌 후 용기에 담아 냉장고에 보관하는데 보존 기간은 이틀 정도며 상하기 쉬우므로 되도록 빨리 마시도록 한다.
4 팥 삶은 물을 식전마다 1컵 정도(150~200㎖) 마시는데 마실 때 삶은 팥을 2작은술 정도 함께 먹으면 더욱 효과적이다.

팥가루 팥 적당량

1 팥을 중간 불에서 거의 새까맣게 탈 정도로 볶는다. 약 15분 정도 볶으면 된다.
2 볶은 팥을 갈아 가루로 만드는데 가루가 좀 굵어도 상관없다. 밀폐 용기에 담아 냉장고에 보관하며 보존 기간은 1개월 정도. 냉장 보관한 팥가루는 죽을 쑤어 먹거나 떡고물로 활용해도 좋다.
3 식전에 팥가루 3티스푼을 뜨거운 물에 타서 마시는데 녹지 않고 밑에 가라앉은 것까지 다 먹는다.

이렇게 고르셔야겠습니다

껍질이 얇거나 두껍지 않으면서 단단하고 색이 선명한 것이 좋다. 또한 낱알이 고른 것이 좋은 팥이다. 약으로는 올품종으로 빛이 붉은 것이 좋다.

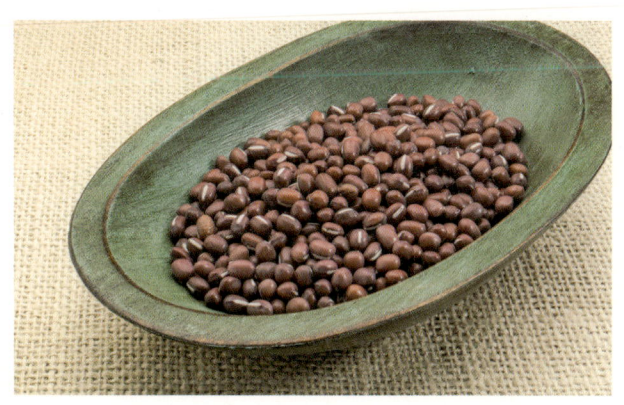

왜 좋은가부터 아셔야겠습니다

최근 들어 크게 주목받는 식품이자 건강한 몸을 만드는 대명사로 자리매김한 현미. 쌀이지만 희지 않으며 투박하고 거친 현미는 벼의 겉껍질만 벗겨낸 상태로 각종 영양소가 손실되지 않아 영양적으로 우수하다. 현미의 씨눈에는 사람에게 필요한 영양분이 골고루 함유되어 있는데 그중에서도 특히 섬유질, 비타민 B_1과 B_2, 미네랄이 풍부하다.

특히 요즘 들어 현미는 최고의 다이어트 음식으로 각광받고 있다. 현미는 100g당 354kcal인데 물에 불려서 밥을 지으면 한 공기 약 210g에 321kcal로 칼로리가 줄어든다. 동량의 흰쌀밥 한 공기가 313kcal라는 점을 감안하면 칼로리만으로는 오히려 쌀밥보다 높다고 할 수 있다. 그런데 왜 너 나 할 것 없이 다이어트만 시작하면 현미를 찾는 것일까?

현미의 경우 쌀밥보다 훨씬 적게 먹어도 포만감이 크다는 장점이 있다. 또한 현미에 들어 있는 비타민 B군이 염분 역할을 해 자극적인 반찬을 찾지 않는 식습관으로 바꿀 수 있게 도와준다. 게다가 거친 질감 때문에 꼭꼭 씹어 먹어야 하는 터라 자연히 소화도 잘 되고, 배변이 원활해져 장이 깨끗해지는 효과를 얻을 수 있다. 결국 현미 하나만으로도 소식과 건강한 식습관을 모두 잡을 수 있는 셈이 된다.

일일이 그 효능을 다 열거할 수 없을 만큼 몸에 좋은 현미. 꾸준히 먹으면 내장 활동이 활발해지고 피가 맑아지며 체질이 개선됨은 물론 정신적 안정 효과까지 있을 만큼 완전한 건강식품이다. 추위를 심하게 타거나 허약한 사람의 체력 증진에도 도움을 받을 수 있다. 뿐만 아니라 체내의 납 흡수를 억제하며 고혈압이나 동맥경화, 심장병에도 좋은 최상의 식품이다. 비타민과 미네랄은 물론 리놀레산을 듬뿍 함유해 노화를 예방하고 탄력 있는 피부를 만드는 데도 도움을 준다. 특히 변비가 심한 경우 현미로 증상을 개선할 수 있다. 식이섬유가 듬뿍 들어 있어 체내 노폐물을 빨리 배출시키는 것이 특징. 위에 부담을 주지 않도록 충분히 씹어가며 먹는 것이 중요하다.

현미 속의 식이섬유와 단백질은 콜레스테롤에도 관여해서 그 수치를 낮추고, 몸 밖으로 배출하게 하므로 심근경색 등의 질환에도 도움이 된다. 잦은 피로를 호소하는 경우에도 효과적이며 소화 시간이 길어 포만감을 오래 유지할 수 있다는 점에서 다이어트식으로도 적합하다. 또한 혈당이 상승하는 것을 막아주는 역할을 하므로 당뇨식으로도 권장된다.

뿐만 아니라 흰쌀의 20배에 가까운 영양소를 함유하고 있는 현미는 성장기 아이들을 위한 최고의 식품. 현미 중에서도 발아 현미에는 신경전달물질인 가바(GABA)가 듬뿍 들어 있어 뇌세포 활동을 활발히 하고, 집중력 및 기억력 향상을 도와 학습 능력을 높인다. 또한 신경 안정 작용에도 도움을 주어 불안감을 덜어주고 스트레스를 해소하는 기능도 한다.

현미에도 여러 종류가 있는데 벼의 껍질만 벗겨놓은 일반 현미, 찰벼의 껍질만 벗겨놓은 찹쌀 현미, 현미에 싹을 틔워 영양 성분을 높인 발아 현미 등이 있다. 발아 현미는 현미에 수분과 산소를 가하는 발아 공정을 거쳐 싹을 틔운 것으로, 요즘은 오래 불려야 하고 맛이 거친 현미보다 발아 현미가 인기가 높다.

처 방 식 품 9

현미
각종 성인병 예방과 완화, 소화 기능 증진, 다이어트, 성장 발달, 피부 미용

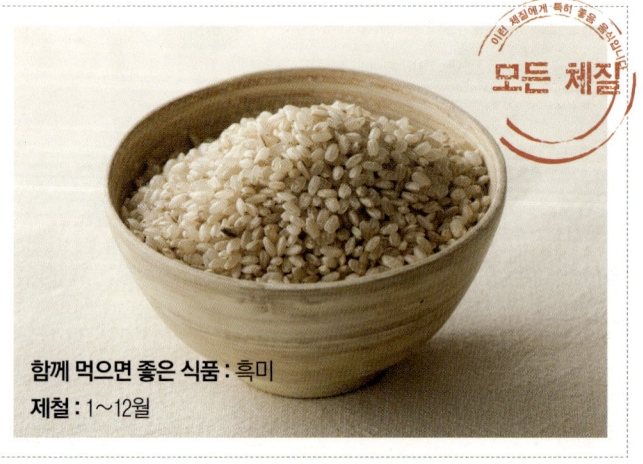

함께 먹으면 좋은 식품 : 흑미
제철 : 1~12월

모든 체질

발아 현미는 일반 현미보다 소화가 잘 될 뿐만 아니라 콜레스테롤 흡수를 억제하고, 독성 활성산소를 제거하는 역할을 하는 등 장점이 많다. 보리처럼 거친 느낌도 없고, 일반 현미처럼 오래 불리지 않아도 되는데다가 밥맛도 좋으니 발아 현미의 인기는 갈수록 높아지고 있다. 일반 현미보다 가격이 비싼 것이 흠인데, 유기농 현미를 구입해 집에서 직접 싹을 틔울 수도 있다. 단, 유기농 현미가 아니면 싹이 나지 않으므로 주의할 것.

※ 집에서 발아 현미 만드는 방법

1 유기농 현미를 구입해서 깨끗한 물이 나올 때까지 흐르는 물에 씻은 뒤 체에 건진다.
2 빛이 투과되지 않는 용기에 담아서 현미가 충분히 잠길 때까지 물을 부은 뒤 뚜껑을 덮어 그늘진 곳에 놓아둔다. 18시간 정도 두는 것이 적당한데 겨울에는 24시간 정도로 시간을 더 둔다.
3 부글부글하게 거품이 생기면서 물이 탁해진 현미를 잘 저어서 살짝 헹군 뒤 체에 건진다.
4 현미가 담긴 체를 넉넉한 크기의 용기에 담은 뒤 면포를 덮는다. 체에서 흐른 물이 다시 현미에 닿지 않도록 깊이 있는 용기에 체를 걸치듯이 담는 것이 포인트. 현미에 물이 닿으면 썩게 되므로 주의한다.
5 콩나물을 키울 때처럼 면포 위에 물을 골고루 뿌린 뒤 빛이 닿지 않는 서늘한 곳에 두고 5~6시간마다 한 번씩 물을 뿌린다. 이 과정을 보통 24시간 정도 거치면 발아되는데 겨울에는 48시간 정도로 넉넉하게 시간을 잡는 것이 좋다.
6 발아된 현미를 다시 깨끗한 물에 씻어 건진다.
7 발아시킨 현미는 소량일 경우 밀폐 용기에 담아 냉장 보관하는데 이때 물에 잠기게 해서 보관하는 것도 방법이다. 한 번에 많은 양을 발아시켰을 때는 한 번 먹을 분량씩 비닐 팩에 담아서 냉동 보관하는 것이 좋다.
※ 시판 중인 발아 현미를 구입해서 먹는 것도 좋다. 그러나 일반 현미에 비해 가격이 약 2배 정도 높은 편이다.

이렇게 만들어 드시면 좋겠습니다

●**밥으로**… 까슬까슬한 질감 때문에 백미와 섞어서 밥을 짓는 경우가 많은데 현미의 효능을 더 높이기 위해서는 100% 현미밥을 먹는 것이 좋다. 너무 거칠어서 먹기 불편하다면 충분히 불린 뒤 물을 넉넉히 부어서 밥을 질게 지어 먹거나 발아 현미를 활용하면 한결 식감이 부드럽다. 일반 현미와 찹쌀 현미를 섞어서 밥을 짓는 것도 방법.
현미 50%에 찹쌀 현미, 차조, 통보리, 기장, 팥이나 콩 등을 각각 10% 정도씩 섞어 현미 잡곡밥을 지으면 영양 만점이다. 또 곤드레나물이나 취나물 등 향긋한 나물류를 올려 함께 밥을 한 뒤 양념장을 살살 얹어 비벼 먹는 것도 별미 영양식이다.
현미밥으로 김밥을 만들어도 별미다. 현미 자체의 맛이 있어서 김밥 소를 간소하게 넣어도 흰쌀로 만든 김밥보다 더 맛나게 먹을 수 있다.

●**가래떡으로**… 일반 쌀을 불려 만드는 가래떡 대신 현미를 활용해 가래떡을 만들어 냉동 보관해두면 다양한 영양식을 쉽게 만들어 먹을 수 있다. 쫀득한 식감은 일반 가래떡에 비해 덜하지만 고소한 맛은 일품. 떡볶이나 떡국 등 가래떡으로 만드는 모든 요리가 가능하다.

●**가루로**… 현미의 거친 맛에 익숙해지지 않는다면 가루를 내어 다양하게 활용할 수 있다. 가장 대표적인 것이 조미료처럼 요리에 섞거나 씹을 필요가 없는 음료 또는 죽을 만들어 먹는 것. 선식 코너에서 판매하는 제품을 이용하거나 직접 현미를 쪄서 바싹 말린 뒤 곱게 갈아서 먹어도 좋다. 다이어트를 할 때나 당뇨 환자의 식이요법 등에 큰 효과가 있다. 우유에 섞어 마시거나 죽처럼 끓여 먹어도 되고, 튀김이나 구이 요리를 할 때 밀가루 대신 사용하는 것도 좋다.

이렇게 고르셔야겠습니다

현미는 흰쌀보다 수분과 영양가가 많아서 벌레가 쉽게 생기므로 소량씩 구입하는 것이 가장 맛있게 먹을 수 있는 방법이다. 장기간 보관하고 먹을 경우는 시원하고 통풍이 잘 되는 곳에 놓고 먹을 분량만큼씩만 밀폐 용기에 담아서 주방에 두고 사용하면 편리하다. 한꺼번에 넉넉한 분량의 현미밥을 지어 한 번 먹을 분량씩 냉동 보관하는 것도 방법. 밥을 지은 직후 작은 덩어리로 나누어 비닐 랩이나 밀폐 팩에 담고 먹을 때 청주를 살짝 뿌린 뒤 데운다.

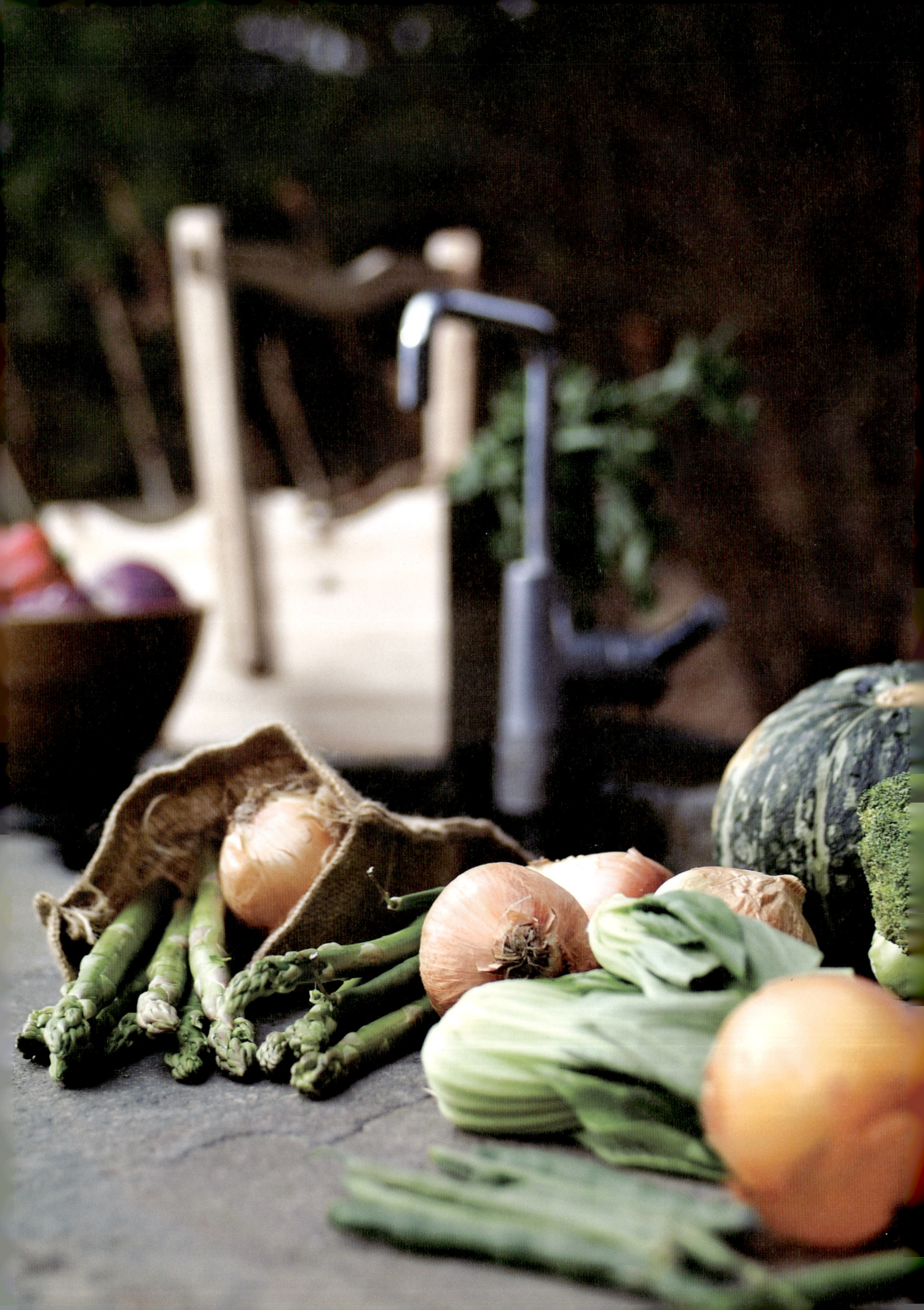

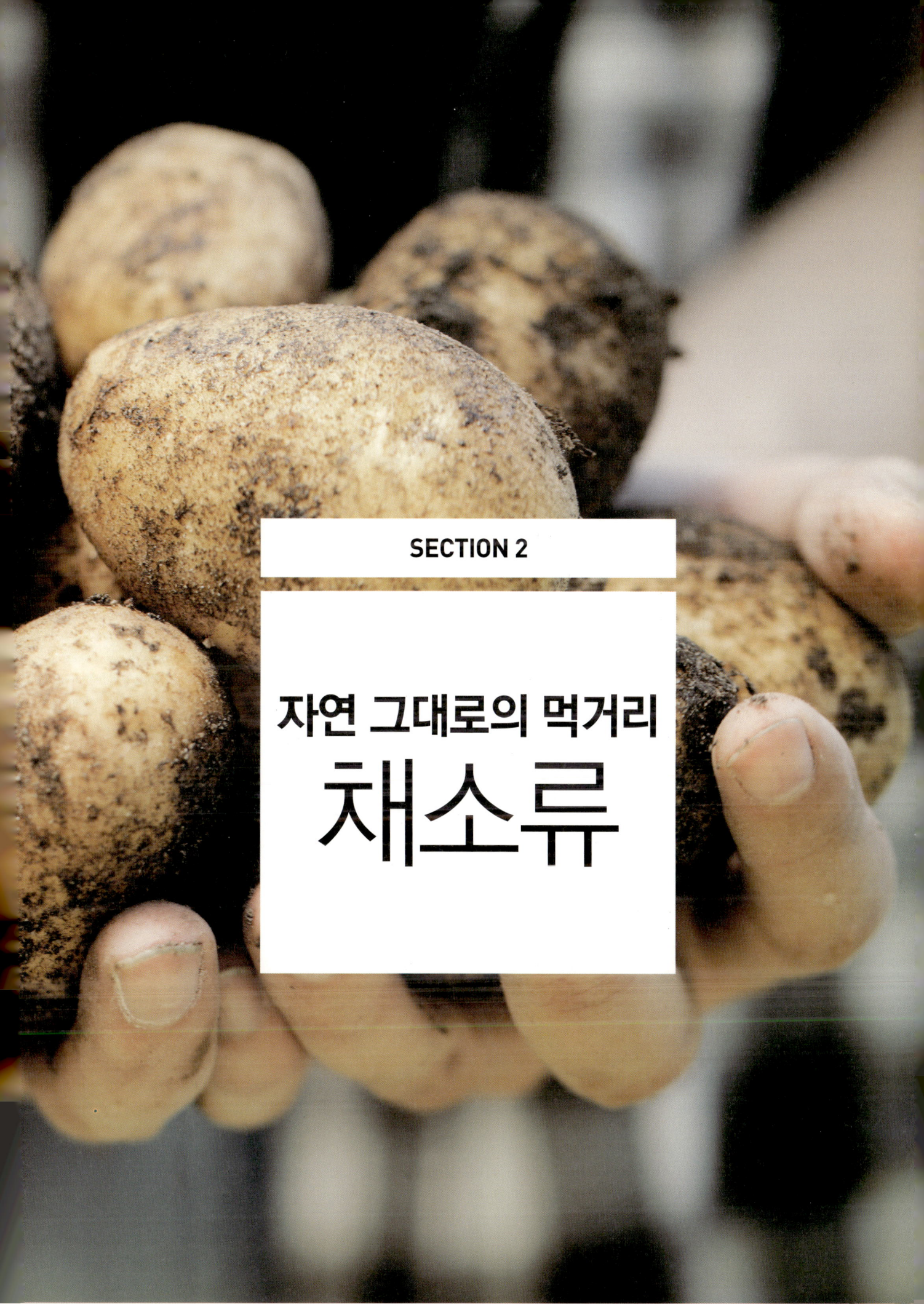

SECTION 2

자연 그대로의 먹거리
채소류

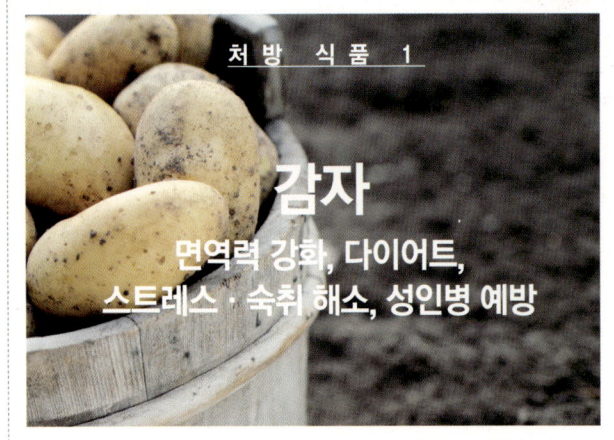

처방 식품 1

감자
면역력 강화, 다이어트,
스트레스 · 숙취 해소, 성인병 예방

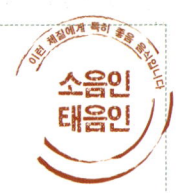

함께 먹으면 좋은 식품 : 치즈
제철 : 6~9월

왜 좋은가부터 아셔야겠습니다

감자는 예로부터 혈액을 맑게 하고 기운을 좋게 하며 뱃속을 든든하게 하면서 소화기관을 튼튼하게 만든다고 알려져 있다. 또한 다양한 약리 작용을 하면서도 부작용은 크게 없어 악성 종양이나 고혈압, 동맥경화, 심장병, 간장병 같은 만성 질환의 예방과 개선에 많이 활용되어온 식품이다.

감자는 칼슘, 철분, 비타민 C, 니아신, 탄수화물 등이 풍부한 영양 식품. 감자와 우유만 먹어도 신체에 필요한 모든 영양분을 완벽하게 섭취할 수 있다고 할 만큼 좋은 식품이다.

감자의 다양한 성분 중에서도 특히 주목받는 것은 비타민 C. 감자는 비타민 C가 풍부해 스트레스로 인한 피로를 풀며 우리 몸을 스트레스로부터 지키는 부신피질 호르몬의 생성을 촉진한다. 또한 감기에 대한 면역성을 높이며 철분 흡수 촉진, 콜레스테롤 감소, 바이러스성 간염 억제, 발암물질의 생성 억제 등 다양한 효능을 발휘한다.

감자는 또한 뇌의 작용을 돕는 비타민 B_1이 많아 불안, 초조 등 심리적인 스트레스에 시달리는 사람에게도 좋다. 이외에도 위장의 열을 없애고 갈증을 없애는 작용을 해 당뇨병에도 효과가 있는 것으로 알려져 있다. 감자의 탄수화물은 소화가 서서히 이루어지기 때문에 흰쌀밥처럼 혈당치를 급격히 상승시키지 않기 때문이다.

고혈압 등 각종 성인병을 개선하기 위해 소금의 섭취를 줄이는 건강식을 하고자 하는 사람이라면 밥 대신 감자를 적극 활용할 것. 감자에는 인슐린을 만드는 데 없어서는 안 될 칼륨이 풍부하게 들어 있다. 염분은 고혈압을 일으키는 원인이 되지만 소금의 섭취를 갑자기 줄이면 음식 맛이 없을 뿐더러 소화도 잘 안 된다. 감자는 칼륨의 함유량이 밥의 16배나 되는데 칼륨은 염분의 성분인 나트륨을 배출하는 작용을 한다. 칼륨 또한 현기증을 치료하고 소변을 잘 보게 해 부기를 빼는 효과도 있다. 식물성 섬유질이 풍부한 감자는 위 속에서 오랜 시간 머물러 공복을 적게 느끼게 하므로 껍질을 벗기지 않고 밥이나 빵, 면류 대신 주식으로 사용하면 좋다.

감자에는 위 점막을 강화시키는 성분도 들어 있어 위의 기능이 약하거나 위염, 위궤양, 십이지장궤양 등으로 고생하는 사람이 먹으면 좋다. 특히 감자 생즙에 들어 있는 알기닌 성분은 위벽에 막을 만들어 위를 보호하기 때문에 위장 질환의 예방 및 치료에 도움이 된다. 또한 신선한 감자즙에는 진정 작용을 하는 아트로핀이 들어 있어 위 · 십이지장궤양 등의 통증을 줄이는 효과도 있다.

또한 감자에 들어 있는 사포닌은 기침감기를 치료할 뿐만 아니라 콜레스테롤을 녹여 피를 맑게 하고, 수용성 섬유질인 펙틴은 혈중 콜레스테롤의 수치를 낮추는 작용을 하는 것으로 밝혀졌다. 뿐만 아니라 감자는 피부병 예방과 알레르기 체질 개선에도 탁월한 효과가 있다. 감자에 들어 있는 칼륨, 황, 인, 염소 등의 미네랄 등이 피부나 몸속의 불순물을 없애는 정화 작용을 하는 것.

『동의보감』에는 감자가 충치를 예방하고 해충이나 기생충 따위를 없애는 구충 작용과 함께 술독을 푸는 해독 작용을 한다고 기록되어 있기도 하다. 감자는 말 그대로 영양 덩어리이자 약이 되는 음식인 셈이다.

이렇게 만들어 드시면 좋겠습니다

● **밥으로…** 감자를 넣고 함께 밥을 지어 먹으면 좋다. 감자를 큼직큼직하게 썬 뒤 물에 20~30분 정도 담가 전분 기를 없애고 쌀과 함께 밥솥에 넣어 밥을 짓는다. 쌀 대신 현미감자밥이나 잡곡감자밥 등으로 만들면 더욱 건강한 가족 영양식이 된다.

● **죽이나 수프로…** 삶은 감자를 으깨어 수프로 만들거나 감자와 쌀을 섞어서 죽으로 끓이면 소화가 잘 되어 아침 식사나 병중·병후의 식사로 안성맞춤이다. 쌀을 넣지 않고 감자만 넣어 끓이는 100% 감자죽도 좋다. 감자를 큼직하게 썰어서 물과 함께 믹서에 간 뒤 약한 불에서 잘 저어가며 타지 않게 끓여 가볍게 소금 간을 한다.

● **구이로…** 오븐이나 프라이팬 등에 간단하게 구워 먹는 것도 맛과 영양 면에서 더할 나위 없이 훌륭하다. 특히 감자는 치즈와 궁합이 잘 맞는 음식이므로 치즈를 곁들여 오븐에 구우면 성장기 아이나 수험생 간식으로 최고다.

이렇게 고르셔야겠습니다

녹색 빛이 도는 것은 피하고, 표면이 매끄러우면서 빛깔이 깨끗한 것을 고른다. 알이 단단하면서 무거운 것이 좋은 감자. 구입 후에는 서늘하면서 바람이 잘 통하는 곳에 보관하는데 사과를 함께 넣어두면 감자에서 싹이 나는 것을 막을 수 있다.

처 방 식 품 2

고구마
변비 해소, 위장 강화, 다이어트, 지방간·성인병 예방

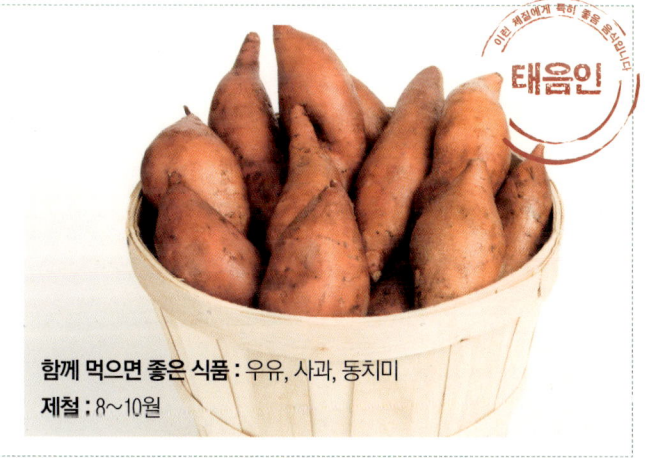

함께 먹으면 좋은 식품 : 우유, 사과, 동치미
제철 : 8~10월

왜 좋은가부터 아셔야겠습니다

대표적인 알칼리성 식품인 고구마는 우리 몸의 산성화를 막아줄 뿐만 아니라 비타민 성분이 듬뿍 함유되어 노화 예방에도 제격이다. 또한 체력을 좋게 하고 위장을 튼튼하게 하는 것으로도 널리 알려져 있다. 특히 칼륨 성분이 많은데 칼륨은 몸속에 남아 있는 나트륨을 소변과 함께 배출시키는 작용을 해 가벼운 고혈압 등의 성인병을 예방하고, 뇌졸중을 막는 효과도 있다. 또한 고구마의 식물성 섬유는 몸에 나쁜 콜레스테롤인 저밀도 지질을 배출하는 능력이 매우 뛰어나 혈중 콜레스테롤의 농도를 정상화시키는 데 큰 도움이 된다. 식후 혈당치가 급격히 올라가는 것을 완화해 인슐린의 분비를 줄이는 효과도 볼 수 있다.

고구마에 풍부하게 들어 있는 식물성 섬유는 수분 함량이 많고 대장을 활발하게 운동시키며 장속의 세균 중 이로운 세균을 늘려 배설을 촉진한다. 또한 배변을 도와 만성 변비로 인한 대장암 등의 질환을 막는 역할을 한다. 생고구마를 잘라보면 하얀 진액이 나오는데, 이것은 야라핀이라는 성분으로 변비에 매우 효과가 있는 것으로 알려져 있다. 또한 이 성분은 비만, 지방간, 대장암 등의 예방과 치료에도 도움이 되며 콜레스테롤의 수치를 낮추고, 인슐린 분비를 줄여 성인병을 예방하는 효과도 뛰어나다.

고구마는 위암과 폐암을 예방하는 것으로 알려진 베타카로틴도 함유하고 있다. 베타카로틴은 당근이나 단호박 등 노란색을 띠는 채소에 많이 들어 있는데 고구마 역시 노란색이 짙은 것일수록 항암 효과가 높다고 한다. 또한 껍질의 보라색과 붉은색 색소에 들어 있는 안토시아닌은 세포의 노화를 막고, 암세포 증식을 억제하는 효능이 있다.

고구마는 1개만 먹으면 하루에 필요한 비타민이 모두 충족된다고 할 정도로 비타민 C가 많이 들어 있는 식품이기도 하다. 비타민 C가 대부분 열에 약해 조리하는 과정에서 파괴되는 경우가 많은데 고구마의 비타민 C는 가열해도 50~70%까지 남기 때문에 익혀 먹어도 효과를 볼 수 있다.

고구마는 또한 위, 십이지장, 대장, 직장 등의 활동을 좋게 해 숙변을 없애는 식품으로도 인기가 높다. 특히 아랫배가 너무 차면 얼굴에 주근깨나 기미 등이 생기기 쉬운데 고구마를 먹으면 이런 증상이 개선돼 피부가 깨끗해진다.

한의학에서도 고구마는 비장과 위를 튼튼히 하고 혈액순환을 원활하게 하는 효능이 뛰어나다고 하여, 설사나 만성 소화불량 치료에 두루 쓰인다. 예부터 민간에서는 소화가 안 되면 고구마와 멥쌀로 죽을 쑤어 먹었다고 한다. 다만, 고구마의 아마이드라는 성분이 장속에서 이상 발효를 일으켜 고구마를 너무 많이 먹으면 방귀가 잦아지고 속이 부글거리기 쉬운데, 펙틴이 풍부한 사과나 동치미 등을 함께 먹으면 가스가 차는 것을 막을 수 있다.

이렇게 만들어 드시면 좋겠습니다

●**찜이나 구이로…** 찜통에 찌거나 얇게 썰어서 구워 먹어도 맛이 좋은 고구마. 찐 고구마를 도톰하게 썰어서 볶은 채소와 모차렐라 치즈를 얹어 구우면 아이들이 좋아하는 간식으로 제격이다. 찐 고구마에는 동치미를 곁들여 먹는 것이 건강 궁합을 높이는 데도 안성맞춤.

●**밥으로…** 밥을 지을 때도 고구마를 함께 넣으면 건강한 별미밥이 완성된다. 특히 보리나 현미에 고구마를 썰어 넣고 지은 고구마밥은 쌈과 함께 먹기 좋은 건강식이다. 뜨거울 때 짭조름한 젓갈을 얹어 먹으면 입맛을 살려준다.

●**가루로…** 고구마를 얇게 저며 말려서 가루로 낸 뒤 음식에 활용하는 것도 방법이다. 특히 튀김 요리를 할 때 밀가루나 튀김가루에 고구마 가루를 섞어서 반죽을 만들면 한결 아삭하고 맛있는 튀김 요리를 완성할 수 있다. 또한 김치를 담글 때 고구마 가루로 만든 풀을 쑤어 넣으면 톡 쏘는 맛을 살릴 수 있다.

이렇게 고르셔야겠습니다

표면의 빛깔이 선명한 자색을 띠는 것이 좋고, 모양이 매끈한 고구마가 맛도 좋다. 보통 12~15℃ 정도의 상온에서 일주일 정도 보관해두고 먹을 수 있다. 껍질을 벗겨놓으면 겉면이 거무스름하게 변하는데 설탕물에 담갔다 꺼내면 색이 변하는 것을 막을 수 있다.

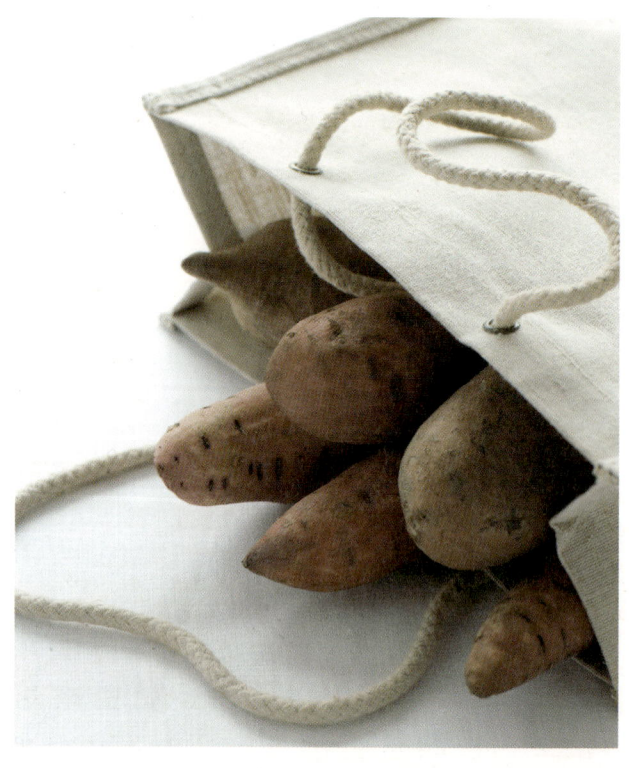

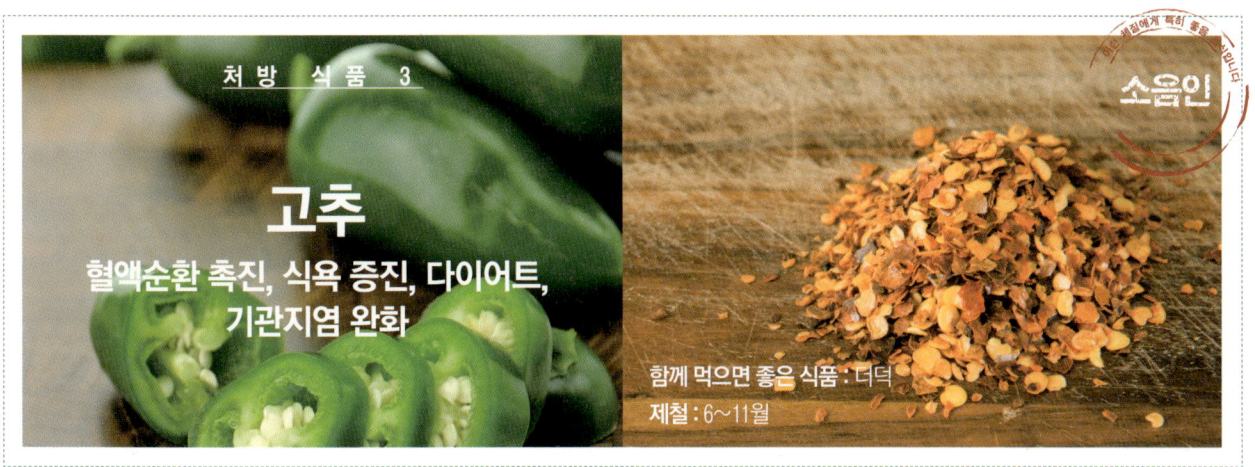

처방 식품 3

고추
혈액순환 촉진, 식욕 증진, 다이어트, 기관지염 완화

함께 먹으면 좋은 식품 : 더덕
제철 : 6~11월

소음인

왜 좋은가부터 아셔야겠습니다

고추의 매운맛은 기운을 발산하는 성향이 있어 우울함을 해소시키고 기운이 나게 한다. 고추의 매운맛은 바로 캡사이신이라는 성분 때문이다. 고추 중에서도 가장 맵기로 소문난 청양고추의 경우 캡사이신 성분이 다른 지방에서 생산된 고추보다 훨씬 많은 것으로 알려져 있다. 캡사이신 성분이 항암 효과가 있다는 연구 결과도 발표되어 고추의 효능이 다시 주목받고 있다. 캡사이신 성분은 식품의 부패를 막고 지방을 분해하는 효과가 있어서 일본에서는 고춧가루 다이어트가 선풍적인 인기를 끌기도 했다. 게다가 캡사이신은 비타민이 산화되는 것을 막기 때문에 조리를 해도 영양소 파괴가 적다.

고추의 매운맛은 소화를 돕고 위산 분비를 촉진하기 때문에 평소 몸이 차서 소화가 잘 안 되는 사람에게 좋다. 그 외에도 고추에 많이 들어 있는 비타민 A는 각종 호흡기 질환에 걸리지 않도록 저항력을 높이고 면역력을 증진시켜 질병의 회복을 빠르게 한다. 또한 가래 등 기관지 분비물의 점도를 낮추어 기관지 분비물의 배출을 용이하게 하므로 기관지염의 예방과 치료에 도움이 된다. 고추에는 비타민 C가 귤의 2~3배나 함유되어 있는데, 특히 여름철 된장에 찍어 먹는 풋고추는 비타민의 보고라 할 만하다. 따라서 목감기에 효과적인데 생으로 먹든 고춧가루나 고추장으로 만들어 먹든 효능은 비슷하다.

이렇게 만들어 드시면 좋겠습니다

● **생으로…** 푸른 고추를 된장이나 고추장에 찍어서 생으로 먹는 것이 가장 일반적이다. 적당히 매운맛의 고추나 오이맛고추 등을 맛된장으로 버무려 즉석 장아찌처럼 만들어 먹어도 개운한 맛이 일품이다.

● **찜이나 절임으로…** 입맛 없는 한여름 별미 반찬으로 고추보다 더 좋은 것이 없을 정도. 고추에 찹쌀가루나 밀가루를 묻힌 뒤 찜기에 5분 정도 찐 다음, 갖은 양념을 하면 어른들을 위한 추억의 밑반찬이 된다. 멸치와 고추를 간장에 달여서 먹는 것도 좋은데 그 간장에 밥을 비비면 없던 입맛도 살아난다. 고추멸치조림도 빼놓을 수 없는 대표 반찬. 간장과 식초, 설탕, 소주를 동량으로 배합한 뒤 끓이지 않고 고추에 그대로 부어 피클처럼 만들어도 먹기 좋다. 이때 무나 양파를 썰어 고추와 함께 절이면 아이들도 즐겨 먹는 반찬으로 활용할 수 있다.

이렇게 고르셔야겠습니다

꼭지가 싱싱하게 붙어 있고 표면이 매끈하며 광택이 살짝 도는 것이 좋다. 신문지나 비닐에 싸서 냉장고에 넣어 보관하는데 고추의 씨를 제거하고 보관하면 보존 기간을 늘릴 수 있다. 벌레가 쉽게 생기는 채소이므로 손질할 때는 꼭지를 먼저 떼고 깨끗이 씻는 것이 좋다. 고춧가루의 경우 너무 빨간색이 나면 색소로 물들인 것일 수 있다. 물들인 것인지를 알아보려면 고춧가루를 두부와 함께 끓인 다음 두부만을 꺼내 깨끗한 물에 담가둔다. 이때 두부가 깨끗해지면 진짜 고춧가루이며 붉은 물이 들어 빠지지 않으면 색소를 첨가한 것으로 볼 수 있다.

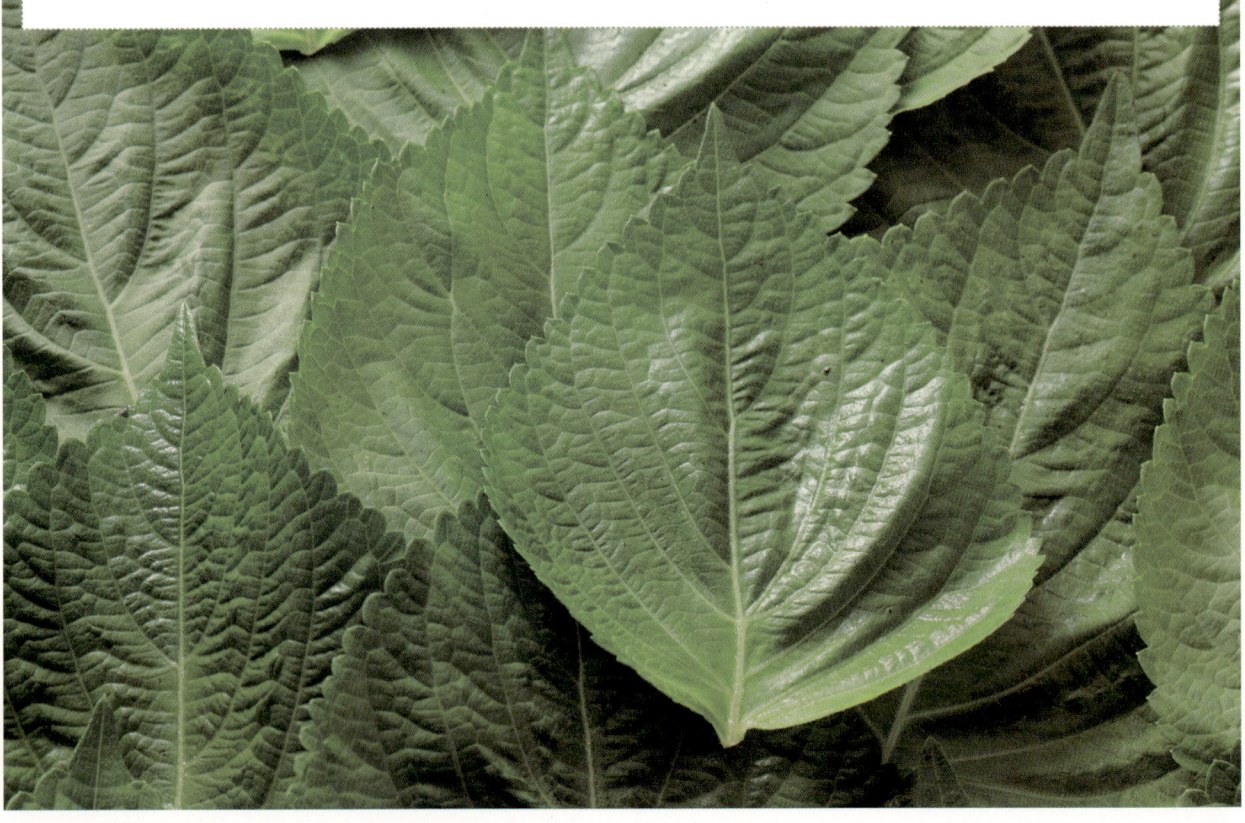

처 방 식 품 4

깻잎
이뇨 · 지혈 작용, 스트레스 완화,
식중독 예방, 흡연자에게 도움

함께 먹으면 좋은 식품 : 쇠고기
제철 : 1~12월

태음인

왜 좋은가부터 아셔야겠습니다

비타민 C는 물론 철분과 엽록소가 한가득 들어 있는 깻잎. 우리가 흔히 먹는 깻잎은 '임자엽(荏子葉)'이라고 불리는 들깻잎이다. 들깻잎에는 다른 채소가 도저히 따를 수 없을 정도로 비타민 C가 다량 함유되어 이른바 식탁 위의 명약으로 꼽힌다. 깻잎은 칼륨, 칼슘, 철 등의 무기질이 많은 알칼리성 식품으로 특히 칼륨은 나트륨의 배설을 촉진해 음식을 짜게 먹는 경우 체내의 염분을 조절하는 데 유용하다.

『본초강목』에는 깻잎의 효능에 대해 "냄새 나는 것을 없애며, 기가 치미는 것과 기침을 치료하고, 벌레한테 물린 데 짓찧어 붙인다"고 기록되어 있으며, "위장을 튼튼하게 하고 이뇨 작용과 약간의 발한 효과가 있다"고 설명하기도 했다.

실제로 깻잎의 특유한 향을 내는 정유 성분은 방부제 역할을 하여 생선회와 함께 먹으면 식중독 예방 효과를 기대할 수 있다. 깻잎 속의 비타민 K는 혈액 응고 작용을 해서 예부터 민간에서는 깻잎을 찧어 상처에 붙이기도 했다. 깻잎의 풍부한 엽록소는 영양소라고는 할 수 없지만, 상처를 치료하고 세포를 부활시키며 알레르기를 없애고, 혈액을 맑게 하는 등 다양한 작용을 한다. 또한 위궤양으로 인한 출혈을 멎게 하는 지혈 작용과 항암 효과까지 인정받고 있다. 깻잎에는 철분이 다량 함유되어 있는데, 철분이 많기로 유명한 시금치보다도 2배 이상 많다. 따라서 깻잎 30g만 먹으면 하루에 필요한 철분을 충분히 섭취할 수 있는 셈이다.

담배를 많이 피우거나 스트레스가 쌓이기 쉬운 직장인은 평소 깻잎 먹기를 생활화하면 건강에 도움이 된다. 깻잎은 생으로 섭취하는 것이 영양 가치가 더 높다. 특히 깻잎을 고기와 함께 먹으면 소화력이 향상되고 콜레스테롤의 흡수가 줄어 성인병 발병 위험을 낮출 수 있다. 고기를 먹을 때 깻잎에 싸 먹으면 고기에 거의 들어 있지 않은 칼슘과 비타민 A·C를 보충할 수 있어 영양 균형도 맞출 수 있다.

이렇게 만들어 드시면 좋겠습니다

●**생으로…** 육류 요리를 먹을 때 함께 곁들이는 것이 가장 일반적인 방법이다. 채 썬 갖은 채소와 살짝 데친 샤브샤브 고기를 깻잎으로 감싼 뒤 가다랑어 소스나 유자간장 소스에 찍어 먹는 것도 별미. 생채소에 깻잎을 듬뿍 곁들여 비빔밥으로 만들어도 맛있다.

●**절임으로…** 깻잎으로 만들어 먹는 대표적인 음식이 장아찌다. 간장과 된장 등을 활용하여 다양하게 담가 먹을 수 있는 것이 특징. 멸치 육수에 간장을 붓고 끓여 한 김 식힌 뒤 깻잎에 부어 만드는 깻잎간장장아찌는 개운한 맛이 일품. 이틀에서 사흘 후쯤 간장만 따라 다시 한 번 끓여 붓는데 이렇게 두 번 정도 반복하면 오래 두고 먹어도 맛있는 장아찌가 완성된다. 간장 대신 된장에 박아서 삭히는 장아찌도 그 맛이 일품이다. 조미한 간장 양념을 발라 즉석에서 먹는 장아찌도 입맛을 살려준다.

이렇게 고르셔야겠습니다

끝이 검지 않고 싱싱한 것. 솜털 같은 잔가시가 선명하고 윤기가 있으며 까슬까슬한 것이 좋다. 가장자리의 윤곽선이 뚜렷하게 보인다면 싱싱한 것. 찬물에 5분 정도 담가두었다가 물기를 턴다. 깻잎은 벌레가 잘 먹어 농약을 많이 치기 때문에 물에 조금 담가두었다가 흐르는 물에 씻는 게 좋다.

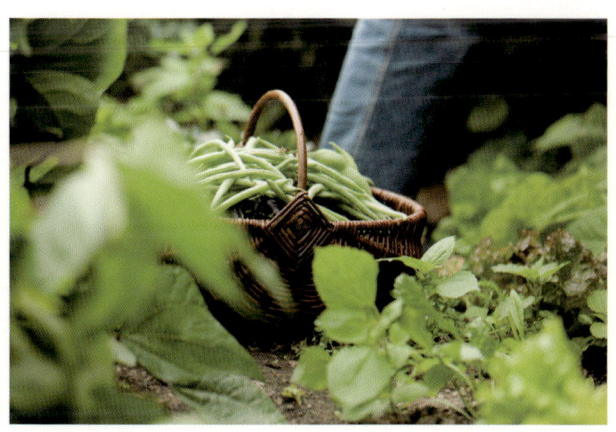

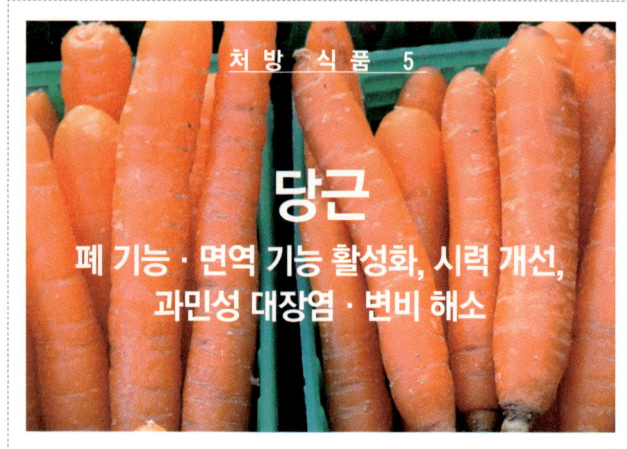

처방 식품 5

당근
폐 기능 · 면역 기능 활성화, 시력 개선, 과민성 대장염 · 변비 해소

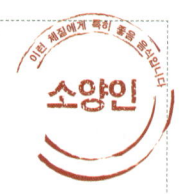
소양인

함께 먹으면 좋은 식품 : 식물성 기름
제철 : 9~11월

왜 좋은가부터 아셔야겠습니다

가지각색 채소의 컬러가 주목받고 있는 요즘, 당근의 주황색 성분 역시 건강을 찾아주는 중요한 요소로 꼽힌다. 주황빛은 당근에 함유되어 있는 카로틴 때문에 생기는 색인데, '채소 중의 왕자'라 불릴 만큼 대단한 위력을 지니고 있다.

카로틴은 강력한 항산화제 가운데 하나로 발암물질과 독성물질을 정화하는 작용을 한다. 또 몸속의 배기가스라 할 수 있는 활성산소가 체내 세포를 손상시키는 것을 방지해 청정한 상태의 몸을 유지시킨다.

한방에서는 당근이 심장과 위장을 튼튼하게 하고, 폐에도 좋다고 여겨왔다. 과거에는 당근을 폐결핵의 신약으로 여겼을 정도. 땅이 열악하여 인삼을 먹을 수 없었던 일본에서는 오래전부터 당근을 인삼에 버금가는 약재로 귀하게 여겼다고 한다. 단, 채소 중에서는 칼로리가 꽤 높은 편이므로 다이어트 중이라면 너무 많이 먹지 않는 것이 좋다.

당근즙을 마시면 인체의 면역 시스템이 활성화되어 가벼운 감기부터 암까지 다양한 질병의 예방과 야맹증 같은 시력 장애 방지, 호흡기 및 소화기 점막을 튼튼하게 유지하는 데 도움이 된다. 또한 각종 세균의 침입을 막아 감기 예방에도 효과적이다. 피부 탄력을 유지하는 데도 당근은 큰 역할을 한다. 살결이 거칠고 여드름이 돋아 쉽게 곪는다면 당근을 먹는 것과 함께 얼굴에 팩으로 붙이면 더욱 좋다.

당근을 먹을 때에는 껍질을 벗기지 않는 편이 낫다. 베타카로틴이 껍질에 집중되어 있기 때문. 당근은 갈아서 주스로 마시는 것보다 기름으로 조리해서 먹는 것이 효과적이다. 지용성 비타민인 카로틴의 체내 흡수율이 7배 이상 상승하기 때문이다. 한편 당근은 성질이 따뜻하기 때문에 열이 많은 양인 체질은 생으로, 몸이 찬 음인 체질은 익혀서 먹는 것이 좋다.

당근 속에는 비타민 C를 파괴하는 효소가 들어 있기 때문에 생당근의 경우에는 다른 채소와 함께 먹지 않는 게 좋다고 알려져 있다. 또한 식초는 당근 속의 베타카로틴을 파괴하기 때문에 당근과 식초를 함께 조리하면 안 된다.

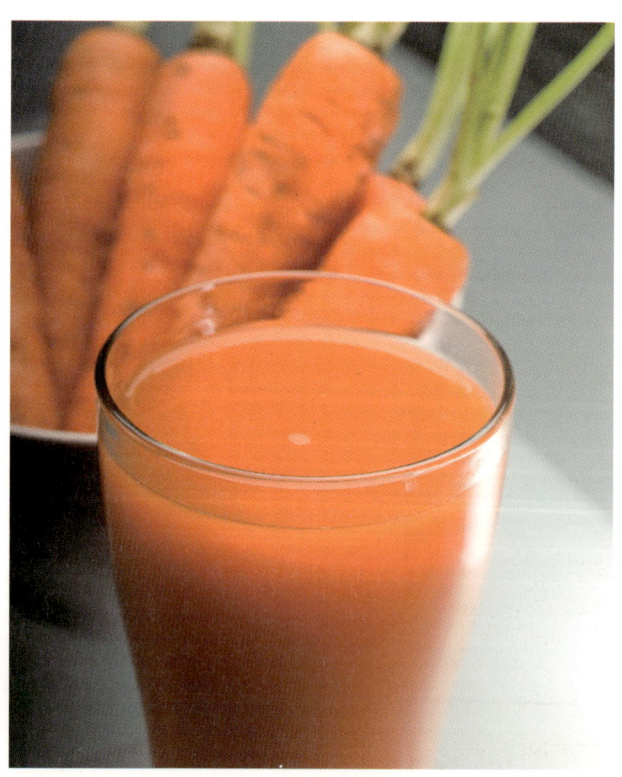

이렇게 만들어 드시면 좋겠습니다

●**주스로…** 생으로 씹어 먹는 것 다음으로 쉽게 섭취할 수 있는 방법이 주스다. 사과를 넣고 함께 갈아 만든 당근사과주스를 일반적으로 많이 먹지만 당근 하나만 갈아 먹는 것이 가장 좋다.

●**볶음이나 지짐으로…** 당근은 생으로 먹을 때보다 기름으로 조리할 때 영양이 더욱 높아지므로 가볍게 볶아 먹는 요리를 권한다. 감자 채와 함께 볶음으로 만들거나 올리브 오일에 당근 채만 볶아서 먹어도 깔끔하다. 스테이크 등을 만들 때 먹기 좋게 썬 당근을 올리브 오일에 볶듯이 구워 곁들이는 것도 방법. 당근을 갈아서 부침가루나 밀가루를 넣고 기름을 두른 팬에 전처럼 부쳐 먹어도 좋다.

●**미음이나 죽으로…** 당근을 미음으로 쑤어 먹이는 이유식이 대표적이다. 양배추와 쇠고기 등을 곁들여 죽으로 쑤면 중기 이유식으로 적당하다. 불린 쌀에 고구마와 당근을 넣고 갈아서 죽으로 끓인 뒤 치즈를 곁들이면 당근을 싫어하는 아이들도 잘 먹는 별미가 된다.

이렇게 고르셔야겠습니다

머리 부분에 검은 테두리가 없는 것이 좋은 것. 머리 부분이 검고 딱딱한 것은 이미 오래된 것이다. 뿌리 끝부분이 가늘수록 연하고 심지가 적어서 맛도 좋다. 흙이 묻은 채로 신문지에 싸서 바람이 잘 통하는 서늘한 곳에 보관하거나 씻어서 냉장 보관한다.

처방 식품 6

더덕
자양 강장, 마른기침·가래 완화, 피부 건조 방지

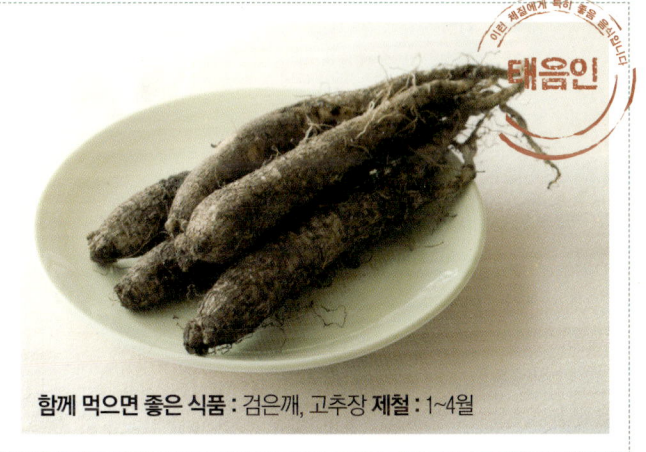

함께 먹으면 좋은 식품 : 검은깨, 고추장 제철 : 1~4월

왜 좋은가부터 아셔야겠습니다

향긋한 향과 맛 때문에 별미 음식으로 사랑받는 더덕은 우리 몸 안의 진액과 수분이 잘 생성되게 하며 갈증을 해소하는 데 뛰어난 효능이 있다. 여름철 목이 자주 마르고 열이 많아 속이 답답하며 쉽게 지치는 사람이 꾸준히 먹으면 효과를 볼 수 있다. 병후 회복이나 여름철 손바닥, 발바닥이 뜨거울 때에도 먹으면 좋다.
쌉쌀한 맛은 인삼과 같은 사포닌 덕분인데 혈액순환, 정력 증강에 도움이 된다. 더덕을 자르면 하얀 진액이 나오는데 예로부터 이 진액이 모유 수유를 할 때 젖이 잘 나오도록 돕는다고 하여 산모들의 대표적인 보양 식품으로 사랑받아왔다.

더덕은 그 외에 마른기침, 얼굴 달아오름, 피부 건조 등에도 효능이 있다. 식이섬유가 풍부하여 포만감을 주므로 다이어트에도 효과적이다. 하지만 소화 장애가 다소 있으므로 위장이 약한 사람은 너무 많이 먹는 것을 삼가는 것이 좋다.

이렇게 고르셔야겠습니다

속이 희고 곧게 자란 것으로 대가 굵을수록 맛과 효능이 뛰어나다. 크기가 너무 크거나 작은 것은 더덕 특유의 제 맛이 나지 않는다.

처방 식품 7

마늘
항암·소염 살균 작용, 감기·기관지염 예방, 혈액순환 개선

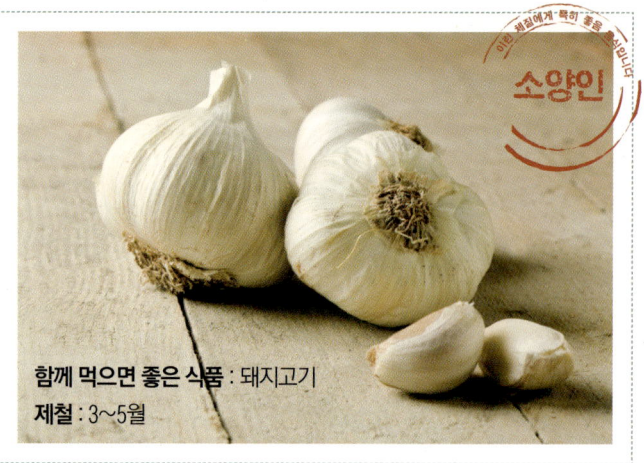

함께 먹으면 좋은 식품 : 돼지고기
제철 : 3~5월

왜 좋은가부터 아셔야겠습니다

한국 요리에서 빠지지 않는 것 중 하나가 마늘이다. 최근 들어 세계적으로 항암 및 소염 작용이 뛰어난 것으로 알려지면서 건강식품으로 마늘이 크게 부각되고 있다. 혈액순환 개선, 정력 증진, 심장병 예방 등 다양한 현대인의 질병에 효과가 입증된 식품이기도 하다.

마늘은 위를 건강하게 하고 소화를 촉진시키는 작용을 한다. 또한 세포에 활력을 주고 노화를 막아 몸이 젊어지게 하며, 혈중 콜레스테롤을 제거해 혈액순환을 원활하게 한다. 호르몬 분비도 촉진시키는데 이런 작용이 고혈압에도 도움을 주는 것은 물론, 암세포를 억제시켜 암을 예방하는 데도 효험이 있다고 알려져 있다.

한방에서는 맛이 맵고 성질은 따뜻한 마늘이 신진대사를 활발하게 하고 몸을 따뜻하게 하여 말초혈관을 확장시키는 작용을 하기 때문에 손발이 차고 아랫배가 찬 사람이 복용하면 효과가 있다고 전한다. 혈액순환을 촉진하여 신체 면역 기능을 강화하고, 콜레스테롤을 낮추는 역할을 하기 때문에 동맥경화를 억제하는 효과도 있는데, 한방뿐만 아니라 서양의 자연요법 전문가들도 고혈압 치료에 마늘을 파슬리와 함께 혼합하여 먹는 방법을 적용하기도 한다.

각종 질병을 예방하는 것으로 알려진 마늘의 중요한 효능 가운데 또 하나가 살균 작용. 마늘 속에 함유된 아리신이라는 성분은 바이러스나 곰팡이, 대장균에 대한 살균 효과가 뛰어나 감기, 기관지염, 소장·대장염 등을 예방하는 효능이 있다.

마늘에 함유된 항화알릴과 그 밖에 다른 식물 화학물질이 심장을 튼튼하게 하는 역할을 하는 것으로 알려져 있다. 또한 식욕 증진, 피로 해소에 좋을 뿐만 아니라 신경통, 관절염, 갱년기 질환, 알레르기 질환 등에도 매우 효과적이다.

생마늘을 하루 2~3쪽씩 꾸준히 먹으면 다양한 질병을 예방할 수 있어 건강하게 오래 사는 데 도움이 된다. 보통 하루에 생마늘은 3쪽, 익힌 마늘은 6쪽 정도 먹으면 효과적이다. 하지만 공복에 생마늘을 많이 먹으면 위벽을 자극하거나 손상시켜 위통이나 구역질을 일으킬 수 있으므로 주의해야 한다. 위염, 혹은 위궤양 등 출혈성 소화기 질환을 앓고 있다면 생마늘보다는 익힌 마늘을 먹는 것이 좋다. 또한 마늘은 높은 온도에서 요리하면 영양 성분이 모두 파괴될 수 있으므로 주의할 것.

이렇게 만들어 드시면 좋겠습니다

마늘간장초절임 마늘 1컵, 간장 3큰술, 식초 2큰술, 설탕 1큰술, 소금 ½큰술, 물 1컵

1 마늘은 껍질을 까서 물에 깨끗이 씻은 다음 물기를 제거한다.
2 냄비에 분량의 간장, 식초 등의 양념을 모두 넣고 한 번 끓인다.
3 간장물이 식으면 마늘에 넣어 하루 정도 보관한다.
4 하루 정도 지나면 간장물을 따라내고 다시 끓여 식힌 후 붓는다.

마늘잼 마늘·사과 150g씩, 레몬즙 1큰술, 설탕 2컵, 계핏가루 1작은술

1 냄비에 마늘을 넣고 잠길 정도로 물을 부어 삶은 후 살짝 으깬다.
2 사과는 껍질을 벗겨 강판에 간 다음 갈변을 방지하기 위해 레몬즙을 뿌려둔다.

3 냄비에 으깬 마늘과 사과, 설탕, 계핏가루를 넣고 은근한 불에서 저어가며 뭉근히 조린다.
4 잼을 한 숟가락 찬물에 떨어뜨려보아 풀어지지 않으면 완성된 것이므로 불에서 내린다.

일반적으로 먹는 하얀색 껍질의 마늘은 논 마늘이다. 논 마늘은 쉽게 썩기 때문에 오래 보관하기 어렵다. 쪽과 쪽 사이의 골이 확실하며 위쪽이 열려 있는 것은 내용물이 꽉 차 있는 것으로 좋은 마늘이라고 할 수 있다.

이렇게 고르셔야겠습니다

흔히 '육쪽마늘'이라고 불리는 마늘은 자줏빛의 밭 마늘이고,

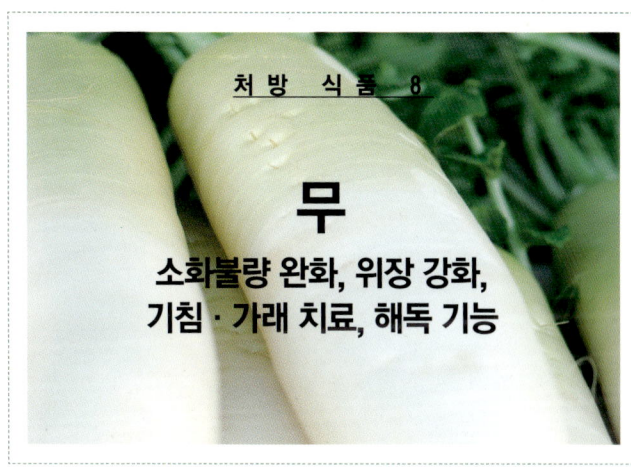

처방 식품 8

무
소화불량 완화, 위장 강화,
기침·가래 치료, 해독 기능

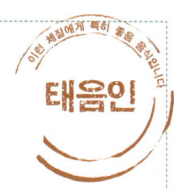

함께 먹으면 좋은 식품 : 꿀, 생강, 찹쌀
제철 : 10~12월

왜 좋은가부터 아셔야겠습니다

무는 예로부터 '밭에서 나는 삼'이라고도 일컬어지며 먹으면 먹을수록 몸에 이로운 식품으로 알려져왔다. 특히 태음인에게는 삼보다 좋은 보약 식품.

무에는 디아스타아제, 옥시다아제, 갈락타아제 등의 소화를 돕는 효소가 듬뿍 함유되어 소화를 돕는다. 디아스타아제는 전분분해 효소로 위의 더부룩함을 방지하고, 위염이나 위궤양을 예방하는 작용을 한다. 또한 옥시다아제 역시 소화효소로서 해독 작용이 탁월해 탄 생선 같은 데에 들어 있는 발암물질의 발암 작용을 억제한다. 예부터 '무를 많이 먹으면 속병이 없다'는 말이 있을 만큼 무즙은 자연이 준 위장약이라고 해도 과언이 아니다. 고구마와 동치미를 같이 먹거나 생선을 조릴 때 무를 밑에 깔고 조리는 것이 모두 이유가 있는 것이다.

가래를 동반한 기침에도 무는 특효가 있는 것으로 알려져 있는데, 무의 수분과 풍부한 비타민 C가 기침을 멎게 하는 작용을 한다. 무는 100g당 비타민 C를 70mg이나 함유해 세포의 노화

억제 효과가 높고 암 예방 효과도 기대할 수 있다. 니코틴 해독 작용도 우수해 담배를 많이 피우는 사람은 무를 갈아낸 즙을 마시면 건강에 도움이 된다.

무는 알맹이보다 껍질에 비타민 C가 2배 이상 들어 있으므로 껍질을 벗겨내지 말고 깨끗이 씻어서 먹는 것이 좋다. 단, 소화 효소와 비타민 C 모두 열이나 산에 약하기 때문에 무즙은 강판에 간 지 20분이 경과하면 그 효과가 80% 이상 줄어든다. 그러므로 무 속에 함유되어 있는 효소와 비타민 C 등의 활성 성분들을 효과적으로 섭취하는 방법은 자연 상태 그대로 섭취하거나 먹기 직전에 즙을 내서 먹는 것.

무에는 섬유질이 많은 변이라 소화하기 어려운 채소, 과일, 통곡식류, 버섯류 등을 먹을 때 함께 먹으면 영양뿐 아니라 소화에도 큰 도움이 된다.

이렇게 만들어 드시면 좋겠습니다

● **절임으로…** 목감기 치료에 효험이 있어 민간요법으로 널리

쓰이는 무. 꿀에 절여두었다가 목이 아플 때나 가래가 심할 때, 기침이 날 때 떠먹으면 효과를 볼 수 있다.

무꿀절임 무 1개, 꿀 3컵

1 무는 껍질을 벗기지 말고 솔로 깨끗하게 씻은 뒤 얄팍하게 저며 썬다.
2 밀폐 용기에 무를 차곡차곡 담고 분량의 꿀을 부은 뒤 햇볕이 들지 않는 서늘한 곳에 보관한다. 배를 함께 썰어 넣거나 배 껍질을 깨끗하게 씻어서 껍질만 썰어 함께 넣어도 좋다.
3 사나흘 정도 지나면 물이 배어나오는데 그 물을 한 스푼씩 떠먹거나 따뜻한 물에 타서 차로 마신다.

●**즙으로…** 바로 먹을 수 있는 방법으로는 절임보다 무즙이 더 편리하다. 흐르는 물에서 무 껍질을 솔로 문질러 씻은 뒤 강판이나 믹서에 곱게 간다. 매운맛이 있으므로 꿀을 약간 섞어서 마시면 좋다.

이렇게 고르셔야겠습니다

너무 크지 않은 것이 좋다. 큰 것은 지나치게 숙성된 것인 경우가 많기 때문. 무를 고를 때 속이 비었는지 찼는지 알아보는 방법이 있다. 무 잎 하나를 잘라보아 단면이 파랗고 생기가 있으면 속이 차 있는 것이고 그렇지 않고 단면이 하얀 것은 십중팔구 속이 빈 것이다. 또한 무는 줄기에 가까운 쪽이 단 부분이므로 줄기에 가까운 곳을 날로 먹거나 즙을 내면 좋다.

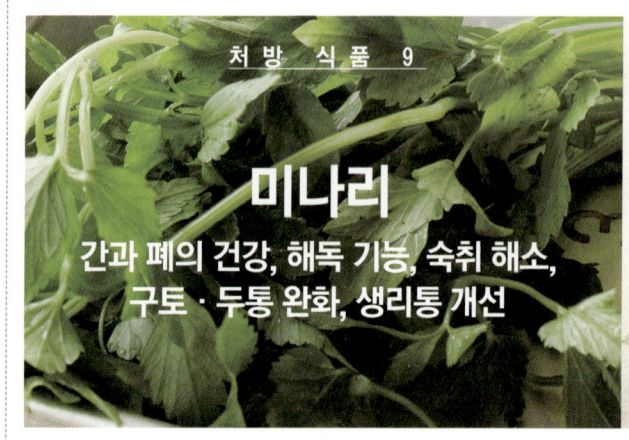
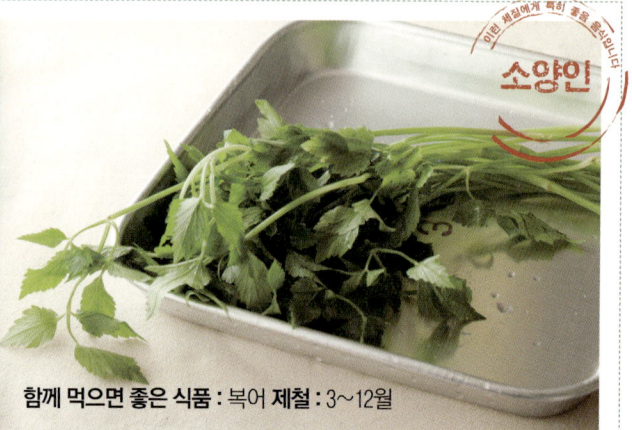

처방 식품 9

미나리
간과 폐의 건강, 해독 기능, 숙취 해소, 구토·두통 완화, 생리통 개선

함께 먹으면 좋은 식품 : 복어 제철 : 3~12월

소양인

왜 좋은가부터 아셔야겠습니다

우리나라 사람이 봄이면 가장 즐겨 먹는 향채 중의 하나인 미나리는 해독 작용이 뛰어난 것으로 널리 알려진 식품이다. 옛날부터 봄을 상징하는 채소로 즐겨 먹었는데, 고려 시대에 제사상에 올렸다는 기록이 있을 정도로 역사가 오래된 식품이다. 미나리는 흔히 재배 채소로 가꾸는 개량 미나리와 다소 줄기가 억세고 짧지만 향이 짙은 멧미나리, 이렇게 두 종류가 있는데 약효는 산간 계곡의 물이 질척한 곳이나 산기슭, 수림 밑 같은 습한 곳에 자라는 멧미나리가 월등히 좋다. 멧미나리를 음식 재료로 사용할 때는 깨끗이 씻어 다듬은 뒤 사용하는 것이 좋다.

미나리는 특히 간장 질환에 좋은 식품으로 알려져 있다. 『동의보감』에도 황달, 숙취로 인한 두통이나 구토에 좋다고 나와 있을 정도. 해열, 혈압 강하에도 효과가 있고, 복수나 부종이 있을 때는 미나리 100g을 생즙으로 내어 섭취하면 효험을 볼 수 있다. 중국 의학서인 『본초종신』에 따르면 재배한 물미나리는 림프선염으로 귀나 턱 아래에 멍울이 생기거나 어혈이 있어 소변이 뿌옇게 나올 때 주로 처방하는 한약재였던 것으로 전해진다. 심한 땀띠에는 미나리즙을 바르면 낫는다.

자연산 미나리는 특히 혈압 강하 작용이 뛰어나 고혈압 환자에게 좋은 식품. 또한 돌미나리는 자궁을 수축하는 작용을 해 생리통과 냉대하를 예방하는 효과도 있다. 미나리는 중금속의 중화 작용은 물론 해독 작용의 효능도 뛰어나 특히 남자들이 해장용으로 가장 선호하는 복어탕에는 빠지지 않는 식품이기도 하다. 미나리는 이렇듯 해독 작용이 탁월하고, 기관지와 폐에 쌓인 노폐물을 걸러주는 자정 작용이 강해 담배 피우는 남편, 대기오염에 시달리는 가족들의 폐와 기관지를 보하는 음식으로 제격이다.

이렇게 만들어 드시면 좋겠습니다

● **즙으로**… 숙취 해소는 물론 다양한 해독 작용을 하는 미나리는 즙으로 갈아서 마시면 효과적이다. 뿌리를 떼어낸 뒤 즙을 낸 것에 꿀을 넣어 40㎖씩 하루 세 번씩 먹으면 고혈압의 자각 증상을 줄이고, 숙면을 취할 수 있다.

● **무침으로**… 살짝 데쳐서 초고추장에 새콤달콤하게 무쳐 먹는 미나리무침도 입맛 돋우는 봄날의 별미로 즐길 만하다. 소금과 참기름으로 간을 해서 담백하게 먹어도 맛있다. 데칠 때는 끓는 물에 소금을 넣고 미나리를 살짝 담갔다 꺼낸다는 느낌으로 데쳐야 아삭아삭한 맛을 살릴 수 있다.

● **국이나 찌개로**… 매운탕이나 국을 끓일 때 미나리는 빠질 수 없는 곁들이 채소다. 국물을 충분히 끓인 뒤 마지막 단계에 미나리를 넣으면 향긋하고 아삭한 느낌을 즐길 수 있다. 특히 생선을 넣어 끓이는 탕이나 찌개에 적당한데 궁합이 특히 좋은 복어 요리에는 미나리가 필수다.

이렇게 고르셔야겠습니다

자연산 미나리의 뿌리는 옆으로 뻗고 희며 향기가 있다. 흔히 미나리의 줄기를 먹고 뿌리는 버리는데, 뿌리에도 영양분이 많으므로 깨끗이 다듬고 데쳐서 나물로 먹으면 좋다. 미나리는 거머리 때문에 손질하기 꺼리는 경우가 있는데, 미나리를 넓은 그릇에 담고 물을 넉넉히 부은 후 놋수저를 함께 담아두면 거머리가 빠져나와 가라앉는다.

PLUS TIP 2   **근육과 관절이 약한 가족을 위해 준비하는 맞춤 약**

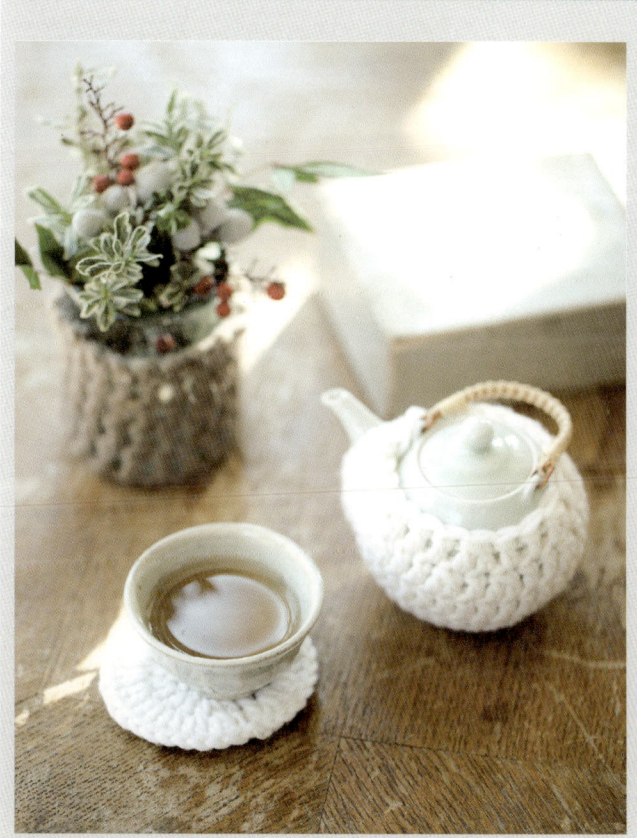

관절염에 도움 되는, 초절임대추
대추 150g, 현미 식초 200㎖
1 대추를 깨끗하게 손질한 뒤 달군 팬에 담고, 10분 정도 약한 불로 볶는다. 이때 기름을 두르지 않고 볶아야 한다.
2 밀폐 용기에 ①의 대추를 담고 현미 식초를 붓는다. 재료를 용기의 80% 정도만 채워야 한다.
3 빛이 통하지 않는 서늘한 곳에 일주일 정도 보관했다가 하루 10~20알씩 먹는다.

어깨 결림 완화하는, 생강파스
생강 1개, 밀가루 약간
1 생강을 믹서에 갈아 즙을 낸다.
2 생강즙에 밀가루를 조금 섞어 반죽을 만든다.
3 거즈 위에 생강 반죽을 펴서 그것을 아픈 부위에 올린 뒤 다시 거즈 한 장을 덮는다. 자기 전에 통증이 있는 부위에 올렸다가 다음날 아침에 떼어낸다.

만성적인 허리 통증에, 부추술
부추 60g, 물 10컵, 청주 50㎖
1 분량의 물에 부추를 넣어 중간 불에서 푹 달인다.
2 물이 자작하게 줄면서 색이 우러나면 부추를 건져낸다.
3 ②에 청주를 부어 잘 섞어서 마시면 풋내 없이 먹을 수 있다.

왜 좋은가부터 아셔야겠습니다

밥과 더불어 우리 식탁에 빠지지 않는 김치의 주재료인 배추. 조선 시대에 외국에서 건너온 배추는 처음에는 일상적으로 먹는 채소가 아니라 약초로 쓰인 식품이다. 그 전통을 말해주듯 예부터 민간에서는 배추를 생활 상비약으로 많이 활용했다.

배추는 무엇보다 감기를 물리치는 특효약으로 꼽힌다. 배추를 약간 말려서 뜨거운 물을 붓고 사흘쯤 두면 시큼한 식초 맛이 나는데 이것을 '제수'라고 한다. 제수는 가래를 없애는 약효가 뛰어나 감기로 인한 기침과 가래 증상을 해소하는 데 효험이 있는 것으로 알려져 감기 상비약으로 주로 쓰였다. 중국에서도 몸을 따뜻하게 해주는 채소로 손꼽히며 배추 고갱이로 끓인 수프를 감기 예방약으로 이용하기도 한다.

배추가 감기에 효과적인 이유는 배추에 풍부하게 함유되어 있는 비타민 C 덕분이다. 배추 속에 농축되어 있는 비타민 C는 열을 가하거나 소금에 절여도 잘 파괴되지 않아 활용도가 더욱 높다. 이밖에도 체내에서 비타민 A로 작용하는 카로틴을 비롯해 식이섬유, 철분, 칼슘 등이 풍부하게 들어 있다.

배추 생즙은 정신을 맑게 하고, 더위나 숙취에 의한 갈증을 덜어준다. 또한 소장 운동을 원활하게 해 소화를 돕기 때문에 변비에도 효과적이다. 그밖에 화상을 입거나 생인손을 앓을 때 배추를 데쳐서 상처 부위에 붙이거나 옻독이 올라 가렵고 괴로울 때 배추의 흰 줄기를 찧어서 즙을 내 바르면 효과를 볼 수 있다.

이렇게 만들어 드시면 좋겠습니다

●생으로… 알배기배추라고 불리는 쌈배추를 생으로 즐겨 먹으면 변비가 개선되며 장 건강에 도움이 된다. 겉절이로 심심하게 무쳐서 반찬처럼 먹어도 좋지만 배추와 궁합이 맞는 된장에 찍어서 출출할 때 먹으면 좋다. 매일 규칙적으로 먹으면 이보다 더 좋은 변비약이 없다고 알려진다.

●밥으로… 열을 가하거나 소금에 절여도 영양소가 파괴되지 않는 배추는 밥을 지을 때 넣어 먹으면 약선 요리가 된다. 잎이 작은 쌈배추를 깔고 쌀을 올려 밥을 짓는데 배추에서 물이 나오므로 평소보다 물 양을 적게 잡는 것이 좋다. 채 썬 무와 함께 넣어도 맛이 좋다. 밥이 완성되면 양념장에 비벼 먹는다.

●차로… 감기를 물리치는 데 효과적이라고 알려진 배추. 그중에서도 배추 뿌리에 생강을 곁들여 넣고 달이면 한기가 드는 초기 감기를 물리치는 데 제격이다.

배추뿌리차 배추 뿌리·생강·흑설탕 적당량
1 배추 뿌리는 깨끗하게 씻고 생강은 껍질을 살짝 벗겨 씻는다.
2 냄비에 흑설탕과 배추뿌리, 생강을 함께 넣고 푹 끓인다. 몸이 으슬으슬 춥고 머리가 아프면서 열이 날 때 물 대신 수시로 마시도록 한다.

이렇게 고르셔야겠습니다

크기에 비해 무겁고 속이 꽉 찬 것, 잎 끝이 축 늘어져 벌어지지 않고 생생하게 오므라진 것, 겉잎 색이 진한 녹색이며 두껍지 않은 것이 좋다. 잎이 많은 것이 맛있다.

처 방 식 품 10

배추
감기 치료, 변비 개선, 해독 작용

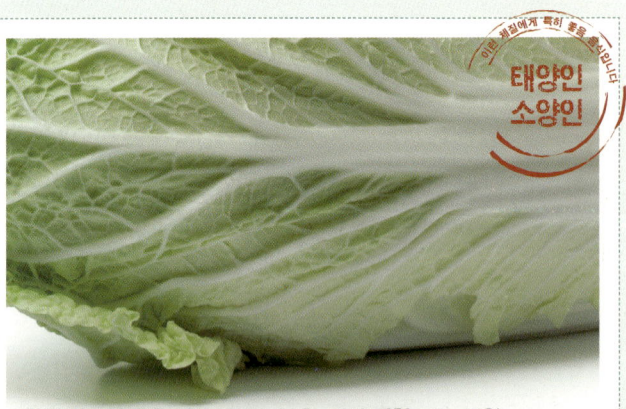

태양인 소양인

함께 먹으면 좋은 식품 : 두부, 부추, 된장 제철 : 11~12월

처 방 식 품 11

버섯
항암, 고혈압·동맥경화· 각종 성인병 예방

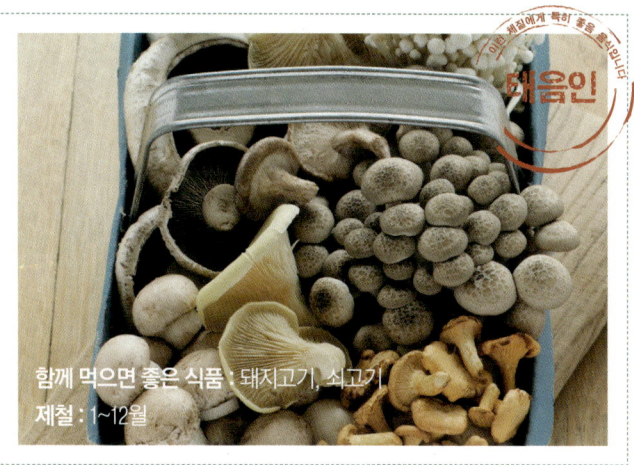

함께 먹으면 좋은 식품 : 돼지고기, 쇠고기
제철 : 1~12월

왜 좋은가부터 아셔야겠습니다

영양은 풍부하고 칼로리는 거의 없어 다이어트 건강식품으로 주목받고 있는 버섯은 최근 항암 물질이 포함되어 있다고 알려져 더욱 인기를 끌고 있다.

버섯은 각종 미네랄과 비타민, 버섯 특유의 맛을 내는 성분인 필수아미노산 등이 풍부하게 들어 있고 식물성 섬유소도 적당히 함유해 각종 성인병과 변비의 치료 및 예방 효과가 있다. 또한 몸속에 쌓이기 쉬운 콜레스테롤과 당분을 흡수하여 체외로 배출하는 작용을 돕기도 한다. 표고버섯과 송이버섯은 B형 간염 환자에게도 좋다고 알려져 있다.

버섯을 먹을 때는 충분히 씹어야 풍미를 더욱 풍부하게 느낄 수 있고, 버섯에 함유된 갖가지 성분들의 흡수를 도울 수 있다. 씻을 때는 지나치게 오래 물에 담가두면 항암 성분 등이 물에 녹으므로 주의한다. 물론 요리할 때도 살짝 익혀야 더 맛있다.

고급 버섯으로 알려져 있는 송이버섯은 구하기도 쉽지 않고 가격도 비싸므로 약효가 좋고 구하기 쉬운 표고버섯과 느타리버섯을 즐겨 먹는 것이 방법.

특히 표고버섯은 버섯 중에서는 송이버섯 다음으로 향이 좋아 고급 음식으로 여겨져왔다. 생표고보다 마른 표고가 향뿐만 아니라 영양가 면에서도 우수하다. 버섯을 햇볕에 말리면 비타민 D가 많아지는데, 비타민 D는 칼슘의 흡수를 도와 뼈와 이를 튼튼하게 하므로 발육기의 어린이나 임산부에게 좋다.

최근 표고버섯에 들어 있는 렌치난이라는 성분에 항암 물질이 들어 있는 것으로 밝혀져 화제가 되기도 했다. 또한 표고버섯은 혈액 중의 콜레스테롤을 떨어뜨려 고혈압, 동맥경화, 심장병 등의 예방과 치료에 효과가 있는데 이 때문에 표고버섯을 늘 먹는 지역의 사람들은 장수하는 확률이 높다고 알려져 있다. 중국요리에 육류와 기름을 많이 쓰는데도 콜레스테롤 걱정을 하지 않아도 되는 것은 바로 표고버섯을 같이 쓰기 때문이라고도 한다.

요리의 활용도가 높은 버섯에는 단백질, 탄수화물, 인이 비교적 많이 들어 있고 프로비타민 D_2인 에르고스테롤도 풍부하다. 느타리버섯은 직장암과 유방암을 대상으로 하는 연구에서 면역 기능을 높여 암세포의 증식을 막는다는 연구 결과가 나왔는데, 면역성을 자극하여 바이러스를 퇴치하거나 종양을 예방하는 효과가 있는 것으로 알려졌다.

이렇게 만들어 드시면 좋겠습니다

●**말린 표고 달인 물로…** 말린 표고를 달이거나 뜨거운 물을 부어 물을 우려내어 마시면 여름에 더위 타는 것을 막아준다. 달인 즙에 설탕을 넣어서 마시면 구토를 멈추게 하며, 기침과 설사, 생선을 잘못 먹고 걸린 식중독에도 유효하다. 감기가 들기 직전에 오한이 나면서 몸에서 열이 날 때 말린 표고버섯 8개에 물 3컵을 붓고 반으로 줄 때까지 약한 불에 달여서 하루 세 번씩 복용하면 좋다. 목에 통증이 있을 때도 효과가 있는데, 소금과 함께 표고버섯을 달여 마시면 좋다.

●**가루로…** 말려서 빻은 버섯 가루를 각종 요리에 천연 조미료

로 사용하면 좋다. 특히 찌개 끓일 때 넣으면 화학조미료를 넣을 필요 없이 훌륭한 국물 맛을 낼 수 있다.

이렇게 고르셔야겠습니다

버섯의 종류마다 고르는 요령이 다르지만 버섯은 상처가 없으며 무른 곳이 없이 신선하고 조직이 단단한 것이 좋다.

처방 식품 12

부추
위궤양 개선, 위장 보호, 냉증 완화, 남성의 자양 강장, 빈뇨증 개선

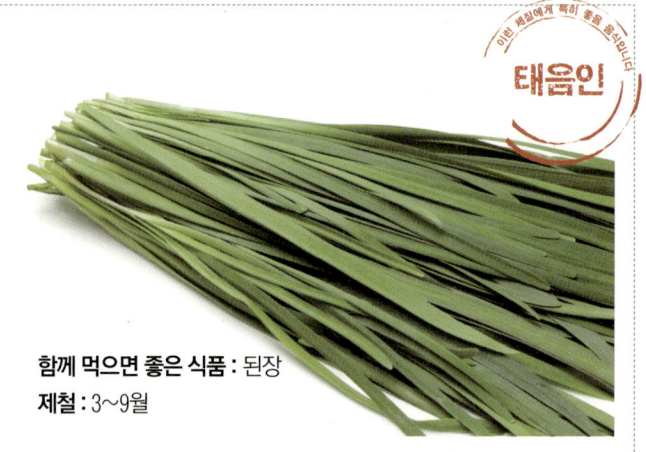

함께 먹으면 좋은 식품 : 된장
제철 : 3~9월

왜 좋은가부터 아셔야겠습니다

부추 중에서도 여름 부추는 자양 강장제로 분류되어 있는 한약재. 풍부한 섬유소와 특수 성분이 장을 튼튼하고 깨끗하게 해 몸이나 손발이 찬 사람에게 좋으며 자주 먹으면 감기에도 잘 걸리지 않는다. 또 소변을 자주 보는 빈뇨증 환자에게도 효과적이며 위가 나쁜 사람에게 특히 좋다.

채소 중에서 가장 따뜻한 성질을 지녀 여름철 찬 음식을 먹고 냉해진 배를 보호하는 데에 가장 좋은 채소이다. 또한 혈액순환을 좋게 하고, 위장을 따뜻하게 하며, 몸을 보온하는 효과가 높아 몸이 냉한 체질에 특히 좋은 효과를 나타낸다. 정장 작용을 하는 까닭에 음식으로 인해 체했을 때 나타나는 설사 증상에도 도움이 된다.

부산대 식품영양학과의 발표에 따르면 막 담근 부추김치가 배추김치보다 위암 세포 증식 억제 효과가 더 높은 것으로 나타났다고 한다. 부추의 풍부한 엽록소가 항암 효과를 발휘하기 때문이다.

이외에도 부추는 혈액순환을 촉진하는 좋은 효능이 있는데, 나쁜 피를 배출하는 작용을 해 생리 양을 증가시키고 생리통을 가라앉히며, 빈혈 치료의 효과도 있다. 뿐만 아니라 간 기능을 돕고 심장을 강화시키며 대장과 소장을 보하는 효과가 있다.

철분도 다른 채소에 비해 많이 들어 있는 편. 녹색채소가 지닌 영양가 외에 부추만이 지니고 있는 특수 성분은 몸에 활력을 찾게 해준다. 우리 몸속에 비타민 B_1이 부족해지면 입맛이 없어지고 나른해지는데, 부추에 들어 있는 알리신이라는 성분이 비타민 B_1의 흡수를 돕는다.

또한 부추에서 나는 독특한 냄새의 성분인 유화알릴은 몸에 흡수되어 자율신경을 자극하여 에너지 대사를 활발하게 한다. 몸이 나른하고 기운이 없을 때 부추를 먹으면 힘이 나는 것은 바로 이 때문. 부추의 별명은 '기양초(起陽草)'라고 하는데 이는 말 그대로 양기를 북돋워주는 채소라는 뜻이다. 아무리 솎아내도 잘 자라는 생명력을 지닌 데다 마늘과 비슷한 성분으로 예부터 정력제로 알려져 왔다.

이렇게 만들어 드시면 좋겠습니다

●**죽으로…** 부추는 한방에서도 쓰임새가 많은 약재로 꼽는다. 음식물에 체해 설사를 할 때, 냉증이나 감기에 걸렸을 때에는 몸을 따뜻하게 하는 부추죽이 좋다.

부추죽 불린 쌀 ½컵, 부추 100g, 된장 적당량, 물 3컵

1 쌀은 깨끗이 씻어 2시간 정도 불려 건지고 부추는 씻어 짧게 썬다.
2 솥에 불린 쌀을 담고 물을 부어 불에 올린다. 죽물이 끓어오르면 불을 약하게 줄여 뭉근하게 죽을 쑨다.
3 쌀알이 퍼지면 기호에 맞게 된장을 풀어 간을 맞춘 뒤 송송 썬 부추를 얹어 한소끔 더 끓여낸다.
4 뜨거울 때 하루 두 차례 먹는데, 죽을 쑨 즉시 먹는 것이 가장 좋다.
※ 다시마를 우려낸 육수에 된장으로 맛을 내고 현미를 넣어 끓이다가 부추를 넣어 죽을 쑤어도 좋다.

●**국으로…** 음식을 먹고 체해 설사를 할 때 부추를 된장국에 넣어 끓여 먹으면 설사를 멈출 수 있다. 이런 효과 외에도 부추와 된장은 다양한 상호 작용을 하는 아주 잘 어울리는 음식이다. 부추와 된장을 함께 끓이면 부추에 많이 들어 있는 칼륨이 된장 속 나트륨의 피해를 줄이고, 된장에는 전혀 들어 있지 않은 비타민 A와 C는 부추가 보충해준다. 뿐만 아니라 부추에 들어 있는 비타민 A는 항암 효과가 있어 된장의 항암 효과를 더욱 높일 수 있다.

●**달인 물로…** 물을 넣고 끓여서 소금을 넣지 않고 10주 이상 먹으면 건강에 큰 도움을 받는다고 알려져 있다. 위가 거북할 때나 산후통에도 부추와 감초를 함께 달여 먹으면 효험을 볼 수 있다.

●**즙으로…** 체력이 떨어져 식은땀을 흘릴 때, 스태미나 부족을 느낄 때 부추즙을 만들어 먹으면 효과적이다. 정력 강화를 원하는 남성들에게 특히 권할 만한 음식이다.

이렇게 고르셔야겠습니다

줄기가 너무 크거나 두꺼운 부추는 피하는 것이 좋다. 대체로 푸르고 싱싱한 느낌이 들며 연해 보이는 것으로 고른다. 꽃이 달린 부추는 맛이 떨어지므로 고르지 않는다. 신문지에 싸거나 비닐봉투에 넣어서 냉장 보관한다.

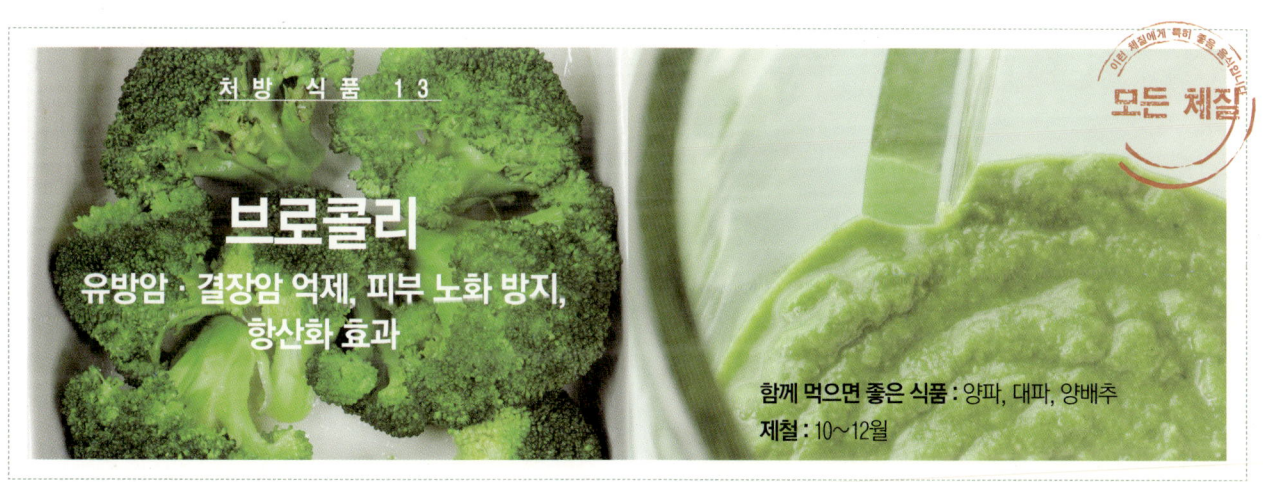

처방 식품 13

브로콜리
유방암·결장암 억제, 피부 노화 방지, 항산화 효과

함께 먹으면 좋은 식품 : 양파, 대파, 양배추
제철 : 10~12월

모든 체질

왜 좋은가부터 아셔야겠습니다

브로콜리는 세계 10대 장수 식품 중 하나로 꼽힐 만큼 뛰어난 건강식품이다. 녹황색 채소 가운데 가장 영양가가 높다고도 알려져 있다. 칼슘, 인, 철, 카로틴 등이 풍부하고 미네랄이 많아 피부 노화 방지에 좋다. 비타민 C가 레몬의 2배, 감자의 7배나 들어 있어 브로콜리 100g을 섭취하면 하루에 필요한 비타민 C를 모두 섭취할 수 있다. 각종 미네랄도 시금치에 뒤지지 않을 만큼 풍부하다.

브로콜리는 항암 작용을 하며, 특히 결장암 억제 효과가 양배추보다도 탁월하다는 연구 결과가 최근에 발표된 바 있다. 특히 유방암을 예방해 여자들이 많이 먹으면 좋다.

우리 입맛에는 생으로 먹기보다 살짝 데쳐 먹는 것이 맞는데

브로콜리는 덩어리째 데쳐 잘게 썰어야 영양 성분의 손실을 막을 수 있다. 또한 브로콜리는 참깨와 함께 요리해 먹으면 항산화 효과를 기대할 수 있다. 물이 끓으면 소금을 넣고 잠깐 데쳐 색이 푸르고 선명해지면 건져낸다.

이렇게 만들어 드시면 좋겠습니다

브로콜리감자수프 브로콜리 80g, 감자 작은 것 1개, 양파 ¼개, 버터 1큰술, 생크림 2큰술, 소금·후춧가루 약간씩, 물 2컵

1 감자는 껍질을 벗기고 얇게 썰어 물에 한 번 씻어서 건진다. 양파는 채 썬다.
2 냄비에 버터를 두르고 감자와 양파를 볶다가 물을 부어서 끓인다.
3 다른 냄비에 물을 끓여서 브로콜리를 작게 송이로 떼어 넣어 데친 후 찬물에 헹궈 건진다.
4 감자가 익으면 브로콜리와 감자, 양파를 믹서에 넣고 간 다음 다시 냄비에 쏟아 주걱으로 저으면서 끓인다.
5 수프를 끓일 물이 너무 줄어 걸쭉하면 물을 약간 더 부어도 된다. 끓으면 불을 끄고 생크림을 넣어 섞은 뒤 소금과 후춧가루로 간을 한다.

브로콜리스크램블드에그 브로콜리 ⅓송이, 달걀 3개, 양파 ¼개, 실파 약간, 맛술 1큰술, 소금·후춧가루·식용유 약간씩

1 브로콜리는 작은 송이로 떼어서 끓는 물에 소금을 넣고 파랗게 데친 후 찬물에 헹궈 물기를 꼭 짠다.
2 달걀은 알끈을 제거하고 풀어서 맛술과 소금, 후춧가루로 간한다.
3 양파는 잘게 다지고, 실파는 송송 썬다.
4 팬에 기름을 두르고 양파를 넣어 볶으면서 소금으로 간을 한다.
5 달걀 푼 물을 ④에 붓고 젓가락으로 저어가면서 달걀을 익힌다.
6 마지막으로 데친 브로콜리와 실파를 넣어 소금과 후춧가루로 간해 완성한다.

이렇게 고르셔야겠습니다

브로콜리를 살 때는 속이 빽빽하게 차 있고 짙은 녹색을 띠는 것을 골라야 한다. 꽃봉오리가 서로 단단하게 붙어 있는 것이 상품. 노란색을 띠는 것은 오래된 것으로 신선함이 떨어진다.

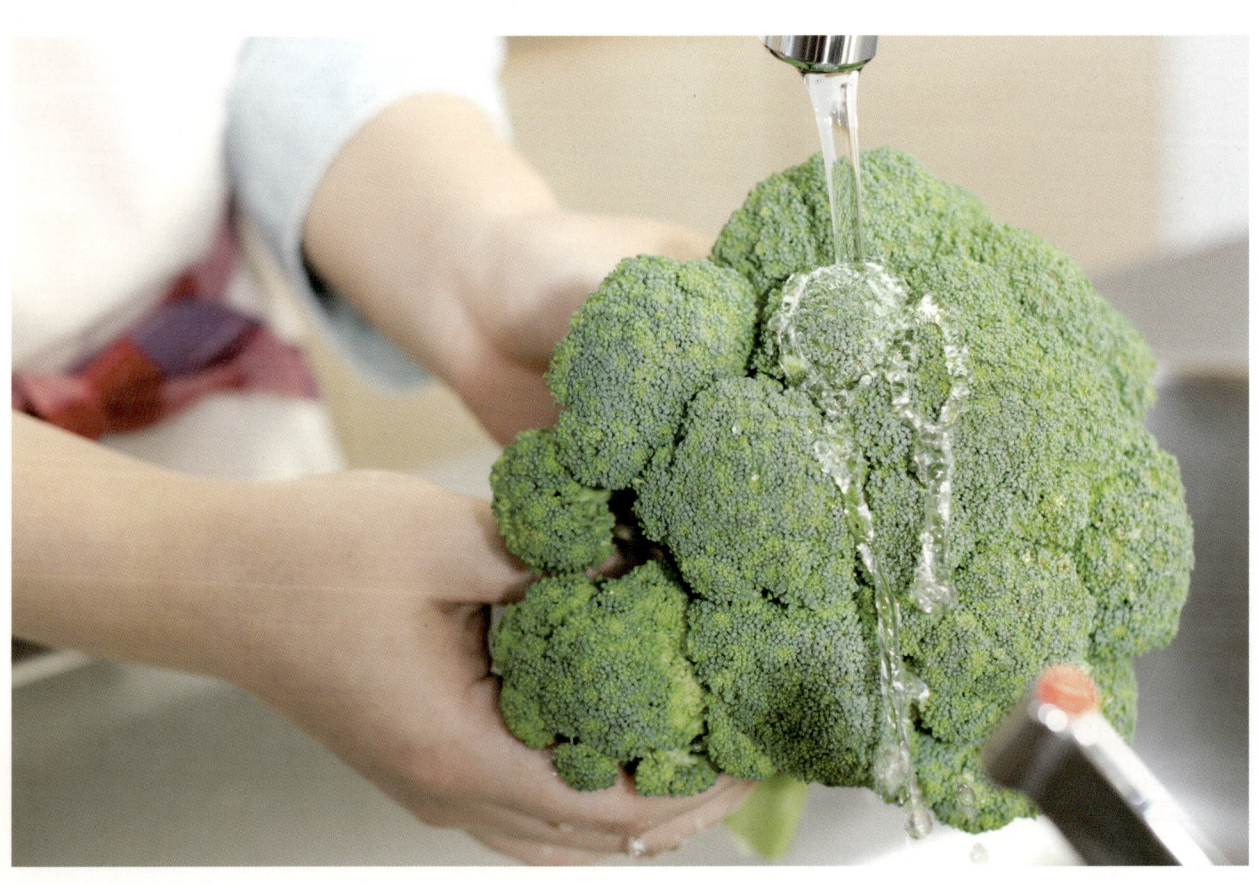

PLUS TIP 3   시장에서 구입하는 생활 한약재, 어디에 좋을까?

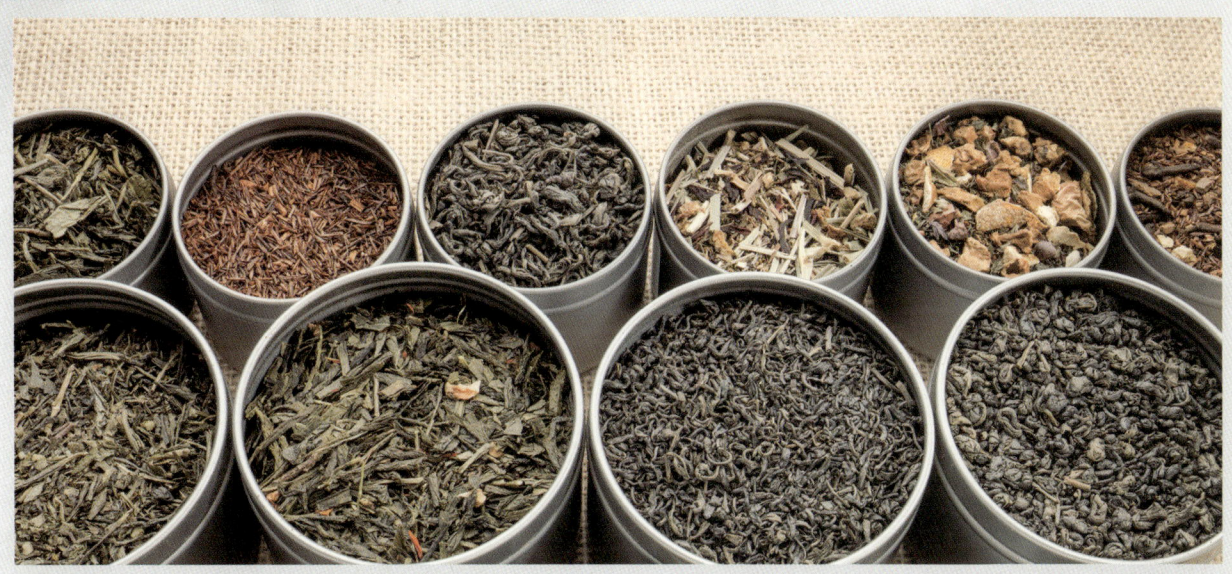

결명자 한방에서는 간의 화(火)가 위로 치솟아 눈이 충혈되거나 붓는 증상이 나타나고, 빛을 쬐면 눈물이 나오는 등의 증상이 있을 때 결명자가 도움이 된다고 말한다. 위가 약하거나 위장병이 있는 사람, 소화를 잘 못 시키는 경우에도 좋다. 신장이 좋지 않을 때 결명자차를 마시면 수분이 변과 함께 배설되기 때문에 신장의 피로가 해소되도록 도와준다. 과음한 후에도 진하게 끓인 결명자차를 마시고 자면 숙취가 풀리고, 구강염이 생겼을 때 결명자를 진하게 끓인 것을 입안에 3분 정도씩 3~4회 머금고 있으면 효과가 있다.

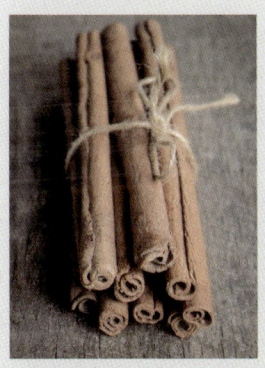

계피 감기에 특히 효과 있는 약재. 탄수화물의 당질, 무기질, 인, 철, 비타민 B를 함유하고 있는 계피는 혈액순환을 촉진시키고, 몸을 따뜻하게 하는 효능이 있다. 몸이 으슬으슬 춥고 배 속이 냉할 때, 허리가 쑤시거나 월경통이 있을 때 계피차나 계피죽을 쑤어서 먹으면 좋다. 또한 심장 쇠약에 의한 부종이 있을 때, 만성병으로 체질이 허약하고 기혈이 부족할 때, 배 속이 차고 아프며 대변이 묽어지면서 구토를 하고 장에서 소리가 나면서 설사를 할 때 먹으면 도움이 된다. 단, 몸에 열이 많은 사람, 혈압이 높은 사람, 임산부의 경우에는 너무 많은 양을 먹지 않는 것이 좋다. 특히 임산부가 입덧을 막기 위한 방법으로 수정과 같은 계피 음식을 지속적으로 먹는 것은 삼가는 것이 좋다.

구기자 간을 보호하는 대표적인 식품으로 피로 해소에 도움이 되며, 비타민을 비롯한 영양 공급에 좋은 한약재. 예로부터 구기자를 오래 먹으면 몸이 가벼워지고 추위와 더위를 타지 않는다고 알려져 있다. 정력에도 좋아 멀리 떠나는 남편에게는 구기자를 먹이지 말라는 말도 있을 정도. 꾸준히 복용하면 위장이 튼튼해지고 얼굴색이 좋아지며 몸속에서 치솟아 오르는 열이 없어진다. 다만 소장에서 포도당과 아미노산의 흡수를 촉진하고 몸무게를 늘리는 작용을 하므로 다이어트를 하는 사람은 피하는 것이 좋다.

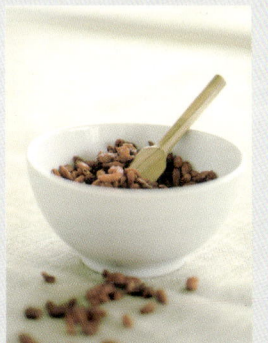

오미자 작은 열매 하나에서 단맛, 신맛, 쓴맛, 짠맛, 매운맛의 다섯 가지 맛이 모두 난다고 해서 이름 붙은 오미자. 신맛은 간에 이롭고 단맛은 위장, 매운맛은 폐, 쓴맛은 심장, 짠맛은 신장에 좋다고 알려져 있다. 『동의보감』에 "오미자는 피를 맑게 하고 식은땀과 갈증, 주독에 효능이 있으며 남녀 모두의 정력을 보강해준다"고 나와 있다.

오미자는 칼로리는 낮으면서 피로 해소에 효과적이다. 뇌를 자극하는 성분이 있어 졸음을 쫓아주며, 과로로 인한 기억력 감퇴, 시력 감퇴 증세에 좋다. 밤샘 작업을 하는 사람이니 수험생에게 특히 좋은 식품이다. 특히 한여름 땀을 많이 흘려 기력을 잃었을 때, 땀이 지나치게 많이 나서 밤낮으로 식은땀을 흘릴 때 오미자를 먹으면 좋다.

인삼 자양 강장 작용을 해 원기를 보하고, 신경을 안정시키며 피부와 모발을 탄력 있게 가꿔준다. 또한 비장을 튼튼하게 하고, 기를 도우며, 진액이 생겨나게 한다. 특히 인삼의 약효가 만병통치로 주목받는 것은 병에 대한 저항력, 즉 면역력을 높인다는 데 있다. 병에 걸리기 전에는 면역력을 높이고, 병에 걸렸을 때는 몸 상태를 정상화하는 작용이 인삼의 기본적이고 대표적인 약리 작용이다. 몸이 차고 추위를 잘 타며 피로로 지친 사람, 허약해서 식은땀을 흘리는 사람에게 좋다.

또한 식욕을 돋우며, 속이 냉해서 일어나는 여름철 배앓이에도 즉효다. 하지만 효과가 큰 만큼 체질에 따라 가려 먹지 않으면 오히려 부작용이 있을 수 있다. 인삼의 유효 성분은 철과 화학반응을 하기 때문에 인삼을 달일 때에는 도자기나 유리 탕기를 사용하고 철기 등의 금속 탕기는 피해야 한다.

처 방 식 품 1 4

상추
저혈압·빈혈 개선, 불면증 완화, 두피 건강, 모발 성장

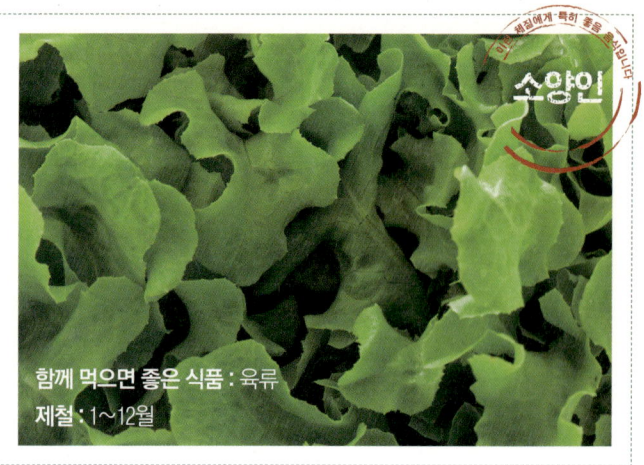

함께 먹으면 좋은 식품 : 육류
제철 : 1~12월

왜 좋은가부터 아셔야겠습니다

쌈 채소로 빠지지 않는 상추는 무기질 중 특히 칼슘과 비타민 A, 철분이 많이 함유되어 있는 식품. 상추에 들어 있는 철분은 간에 저장되는 형태라 빈혈에 좋다. 그밖에 단백질, 비타민 C, 지방질 등이 포함되어 있다. 성질이 차고 맛은 쓴데, 체질이 찬 사람이 먹으면 해롭고, 체질이 더운 사람이 먹으면 이롭다.

상추는 달아난 입맛을 되찾아 식욕을 증진시키면서 체기를 없애고 용변 배출이 원활해지도록 도와 특히 위장병 환자에게 좋다. 또한 시력을 좋게 하고 모유 수유를 하는 산모의 몸에 도움이 되는 성분도 지니고 있다.

상추 속의 규소는 황, 인과 더불어 두피를 튼튼하게 만들어 모발의 성장을 도와준다. 머리 빠지는 게 걱정이라면 상추쌈을 적극 활용할 것. 마늘, 파, 참기름을 섞은 된장을 곁들여 먹으면 영양도 배가된다.

상추는 식욕을 돋우는 식품이면서 많이 먹으면 잠이 오기도 하는데, 이것은 줄기를 자르면 나오는 흰 즙 안에 수면제 역할을 하는 성분이 있기 때문이다. 따라서 불면증, 신경과민 등에 도움이 된다.

이렇게 만들어 드시면 좋겠습니다

●가루로… 편도선이 심하게 부었을 때 상추 뿌리를 질그릇에 넣고 검게 구워 이것을 가루로 만들어 먹으면 좋다. 또한 상추의 잎과 뿌리를 말려 가루를 만들어 아침저녁으로 이를 닦을 때 치약에 묻혀 함께 사용하면 미백 효과를 볼 수 있다.

●생으로… 육류 요리와 환상의 궁합을 자랑하는 상추는 쇠고기, 돼지고기 등을 먹을 때 되도록 충분한 양으로 함께 먹는 것이 좋다. 쌈을 싫어하는 경우라면 상추를 겉절이로 무쳐서 고기와 함께 먹는 것도 방법이다. 샐러드나 겉절이로 먹을 때는 양념장이나 소스를 만들어두었다가 먹기 직전에 가볍게 버무려 내야 풀이 죽지 않고 신선한 맛을 즐길 수 있다.

이렇게 고르셔야겠습니다

잎이 선명한 녹색인 게 싱싱한 것. 검은 반점이 있는 것은 수확한 지 오래된 것이므로 피한다. 신선한 상추는 끝 부분이 투명한 녹색이다. 잎이 지나치게 크면 맛이 거칠다.

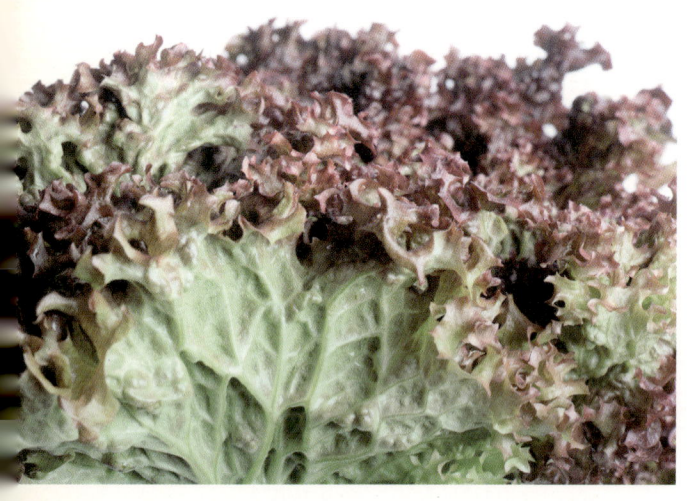

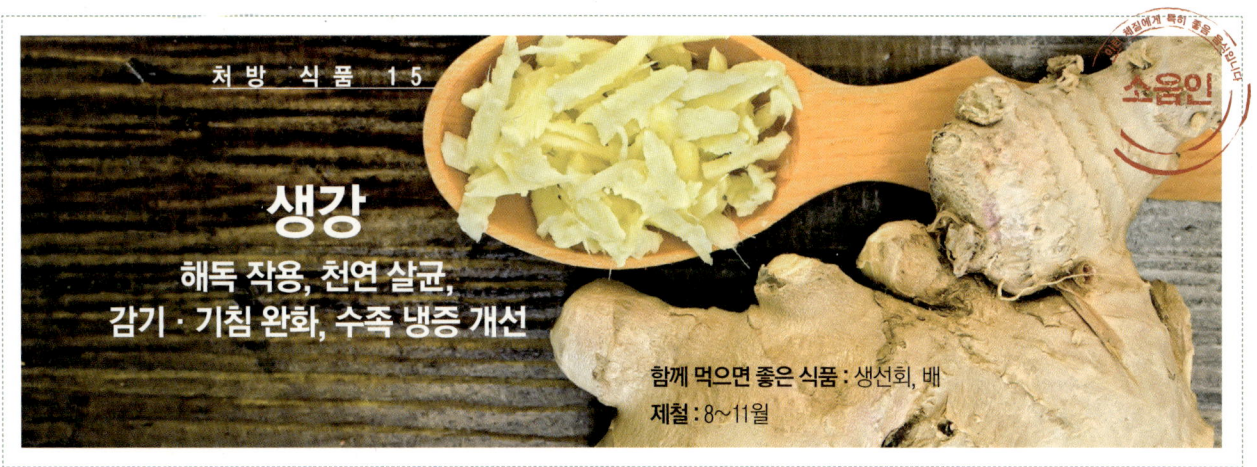

처방 식품 15

생강

해독 작용, 천연 살균,
감기 · 기침 완화, 수족 냉증 개선

함께 먹으면 좋은 식품 : 생선회, 배
제철 : 8~11월

왜 좋은가부터 아셔야겠습니다

공자가 식사 때마다 먹었다고 전해지는 보양 식품 생강.『동의보감』에서 생강은 "소화제로서 심기를 통하고 양을 돋우며 오장육부의 냉을 제거하는 데 쓴다"고 기록되어 있다. 생강에는 소화액의 분비를 자극하고 위장의 운동을 촉진하는 성분이 있어 식욕을 좋게 하고 소화흡수를 돕는다.

생강에는 디아스타아제와 단백질 분해 효소가 들어 있어 생선회 등의 소화를 돕고, 맵고 알싸한 성분이 살균 작용을 해 식중독의 위험을 막기도 한다. 따라서 생선회를 먹을 때 생강을 곁들여 먹는 것은 궁합에 잘 맞아 먹는 즐거움을 더한다고 할 수 있다.

소화가 잘 되게 하는 것뿐만 아니라 강한 발한(發汗) 작용을 해 감기는 물론 여자들의 수족 냉증, 생리통 등의 증세를 완화하는 데에도 효과적이다. 생강은 땀을 내고 신진대사를 활발하게 해 몸을 속까지 훈훈하게 하여 냉증, 불감증, 생리불순 등을 고치는 데 탁월한 효능을 발휘한다. 따라서 산후의 혈체와 하복통에는 생강을 달여 소주에 타서 마시면 효과가 크고, 월경 시 복통이 심하거나 사지가 찬 여성이 매일 식전에 생강차 한 잔을 마시면 효능을 볼 수 있다고 한다. 임신 초기의 입덧을 잡는 데도 효과적이다.

또 항균 작용이 탁월하며 혈중 콜레스테롤 수치를 낮추고 암을 예방하는 효험도 볼 수 있다. 특히 최근의 연구 결과에 따르면 멀미약보다 생강이 멀미 증세를 가라앉히는 효과가 더 뛰어나다고 한다.

그러나 혈관을 확장하고 흥분시키는 작용을 하기 때문에 고혈압이나 치질이 있는 사람은 피하는 것이 좋다.

이렇게 만들어 드시면 좋겠습니다

생강차 생강 3톨, 꿀 2큰술, 물 4컵
1 생강은 껍질을 벗겨 얇게 편썰기 한다.
2 편썰기한 생강을 찬물에 푹 끓여 맛이 우러나오도록 한다.
3 맛이 충분히 우러나면 생강을 체에 거르고 물만 차로 마신다.
4 따뜻하게 데워놓은 잔에 생강차를 담고 꿀은 기호에 따라 넣는다.
5 심한 감기에 걸렸을 때는 찧은 마늘을 넣어 함께 끓여서 마시고, 기침이 나고 목이 아플 때는 꿀을 좀 더 넣어 먹으면 한층 효과적이다. 매일 5회 정도 복용하면 좋다.

이렇게 고르셔야겠습니다

손으로 만졌을 때 단단하고 노란색을 띠며 쪽이 굵고 굴곡이 적은 것이 좋은 생강. 또 껍질에 주름이 없고 얇으며 깨끗해야 한다. 생강을 싱싱하게 오래 먹으려면 모래 속에 묻어두는 것이 가장 좋다. 모래를 구할 수 없을 때는 비닐봉지에 한두 군데 구멍을 뚫고 생강을 넣은 후 냉장고에 보관한다. 생강은 영양의 대부분이 껍질에 들어 있으므로 깨끗하게 씻은 후 껍질을 벗기지 않고 사용하는 것이 좋다.

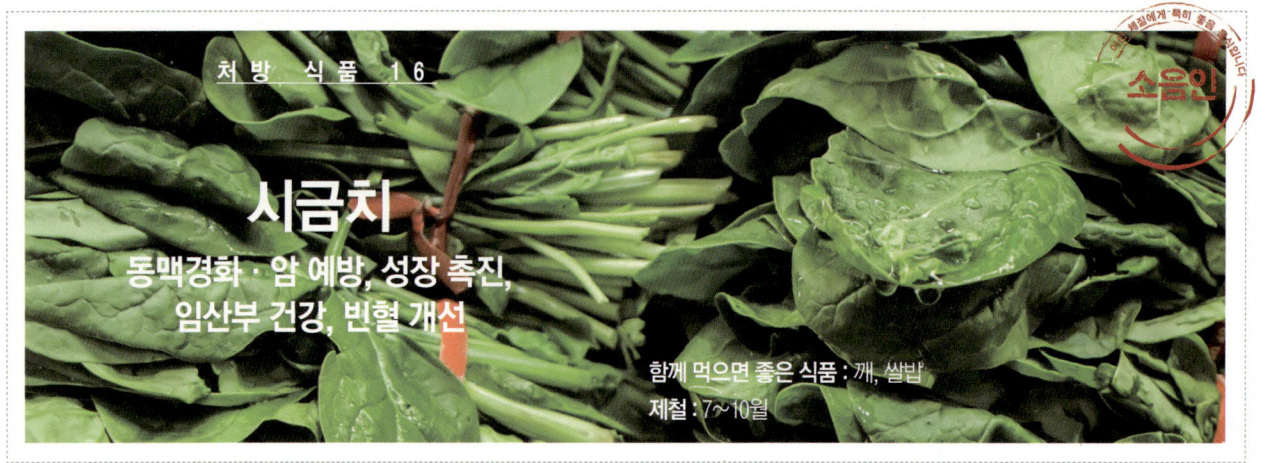

처방 식품 16

시금치

동맥경화·암 예방, 성장 촉진,
임산부 건강, 빈혈 개선

함께 먹으면 좋은 식품 : 깨, 쌀밥
제철 : 7~10월

왜 좋은가부터 아셔야겠습니다

시금치는 다른 채소에 비해 비타민 함량이 높으며 생시금치에 함유된 철은 체내에서 거의 이용될 수 있으므로 빈혈 개선에에 효과적이다. 칼슘과 철분 그리고 요오드 등이 많아서 발육기의 어린이는 물론 임산부에게 좋은 알칼리성 식품이다.

또한 시금치의 유기산은 장 운동을 촉진해 변비 예방에도 좋다. 특히 몸속에서 독이 되는 요산을 배설시켜 통풍, 류머티즘, 관절염 등에도 효과를 보인다. 시금치 속의 항산화 물질이 신체를 노화시키는 프리래디컬 성분을 막아주는 것. 『본초강목』에 의하면 시금치는 "혈맥을 통하게 하고, 가슴이 막힌 것을 풀어주며, 기를 내리고, 속을 고르게 한다"고 한다. 또한 『식료본초』에서는 시금치가 "오장을 이롭게 하고 주독을 푼다"고 전한다. 이외에도 피부와 점막의 활동을 높여 병에 대한 저항력을 길러주고, 눈의 피로나 시력 감퇴, 감기와 야맹증 예방에도 효과적이다.

시금치의 영양 중에서 빼놓을 수 없는 것이 암을 예방하는 엽산. 시금치와 더불어 녹황색 채소에 듬뿍 들어 있는 비타민인 엽산은 폐암 억제에 효과가 있으며 엽산에 비타민 B_{12}가 추가되면 동맥경화 방지는 물론, 항암 효과가 더욱 증대된다. 따라서 시금치를 먹을 때는 육류의 간이나 등 푸른 생선, 굴, 조개 등 비타민 B가 풍부한 음식과 같이 먹는 것이 좋다.

시금칫국은 보글보글 끓이거나 다시 데워서 먹으면 효과가 없어진다. 살짝 데쳐 바로 먹거나 생것으로 먹으면 좋고, 기름에 살짝 볶거나 참깨를 뿌려 먹으면 효과가 훨씬 증가된다. 깨소금에는 시금치에 부족한 단백질, 지방 등이 풍부해 함께 먹으면 자연스럽게 영양의 조화를 이룬다. 시금치에 들어 있는 수산은 체내에서 칼슘과 결합하면 신장이나 방광 결석을 만들 수 있는데, 시금치에 깨소금을 뿌려 먹으면 고소한 맛이 밋밋한 시금치와 잘 어울릴 뿐만 아니라 결석을 예방하는 데도 효과적이다.

이렇게 만들어 드시면 좋겠습니다

●**생으로…** 시금치 샐러드는 조금 낯설게 느껴질 수도 있지만 의외의 맛을 자랑한다. 특히 시금치와 궁합이 맞는 들깨 소스를 곁들이면 더욱 좋다. 데쳐 먹어야 한다고만 생각했던 시금치는 날것으로도 얼마든지 먹을 수 있다. 샐러드는 날것으로 맛있게 먹을 수 있는 가장 좋은 방법이다.

●**죽으로…** 시금치를 넣고 끓인 죽은 건강식으로 알려져 있다. 잘게 다진 시금치와 쌀을 넣고 끓인 뒤 된장으로 간을 한 시금치된장죽도 좋고, 콩을 함께 넣어 끓여도 맛과 영양이 뛰어난 건강식이 된다.

이렇게 고르셔야겠습니다

1년 내내 시장에 나오는 개량종보다 겨울에 나는 시금치인 포항초가 좋다. 뿌리 쪽이 붉고 잎이 뾰족한 포항초는 개량종보다 맛이 좋고 영양도 풍부하다.

왜 좋은가부터 아셔야겠습니다

독특한 향미를 품은 쑥은 단군신화부터 등장할 만큼 예부터 귀한 약초로 쓰인 식품. 『동의보감』에 따르면 "맛이 쓰면서 매워 비, 신, 간 등의 기혈을 순환시키며, 하복부가 차고 습한 것을 몰아내는 효능을 지니고 있다"고 전해진다.

또한 봄철에 나타나는 피부 건조, 호흡기 질환, 각종 알레르기성 증상, 천식, 위장병 등을 예방하고 치료하는 데도 도움이 된다. 위를 튼튼하게 해 소화 작용을 원활하게 하는 특효약으로 쓰이며 진통과 해독, 구충 작용을 한다. 생즙은 혈압 강하와 소염 작용, 신경통 완화에도 효과가 있다고 인정된다. 이외에 복통, 토사 치료에도 많이 쓰여왔다. 소변을 너무 자주 보는 사람이나 황달 환자에게도 유용하다.

쑥은 특히 여성에게 좋은데, 자궁 속에 스며 있는 찬 기운과 습한 기운을 몰아내어 하혈, 생리 불순, 생리통을 완화한다. 한증막의 쑥 찜질, 목욕탕의 쑥탕 등이 생긴 것도 여기에서 비롯된다. 쑥은 부종을 없애고 피부 독소를 제거하는 효과가 뛰어나며 피가 나는 상처에 쑥을 붙이면 지혈 효과도 나타난다.

약으로 쓰이는 쑥은 '인진쑥'이라고 하며 이른 봄에 어린 순을 따서 삶아서 냉동 보관하거나 가루로 내어 보관하면 1년 내내 이용할 수 있다. 음력 5월 단오 전후에 딴 것이 가장 효과가 크고 그 후에 난 것은 약으로서 효과가 없다고 한다.

잎을 고아 환을 만든 것을 '애고(艾膏)'라 하여 강장제, 진통제로 썼다. 쑥은 간장 질환, 부종, 복수, 황달 등의 소염성 이뇨제로 쓰이며 쑥을 소주에 담가 1개월 숙성시킨 쑥술은 강장, 이뇨, 건위, 정장, 지혈, 식욕 증진 등의 효과가 있다. 또한 쑥차는 체질 개선뿐 아니라 피부병 개선에도 효과가 크다는 임상 보고도 있다.

이렇게 만들어 드시면 좋겠습니다

쑥조청 어린잎 쑥 적당량, 엿기름 1컵, 물 2컵, 찹쌀 1홉
1 신선한 쑥의 어린잎을 찧어 즙을 낸다.
2 엿기름과 미지근한 물을 분량대로 섞어 2시간 정도 지난 후 체에 걸러 웃물만 받는다.
3 찹쌀 1홉을 씻어 불린다. 불린 찹쌀과 엿기름 물, 쑥 즙을 한곳에 넣고 약한 불에서 4시간 정도 푹 고아 먹는다. 아침저녁으로 공복에 한 숟가락씩 먹으면 만성 위장병에 효험이 있다고 알려진다.

쑥술 쑥잎 적당량, 소주 쑥의 1.5배 분량
1 쑥잎을 용기에 담은 뒤 쑥의 1.5배 정도로 소주를 붓고 밀봉한다. 너무 강한 향이 싫을 때는 쑥의 양을 줄여서 담는다.
2 어둡고 서늘한 곳에서 2개월 정도 익히면 향기 그윽한 쑥술이 된다. 매일 20㎖ 정도씩 약술로 음용하면 좋다.

이렇게 고르셔야겠습니다

전체가 흰 털로 덮여 있고 독특한 향취가 있는 쑥은 음력 5월 단오 전후로 채취한 것이 가장 약효가 좋다고 한다. 차로 쓰는 쑥도 이 무렵의 쑥 잎을 채취하는 것이 좋다. 또 쑥은 산중에서 채취한 것보다 바닷가나 섬에서 채취한 것이 약효가 좋은 것으로 알려져 있다.

처 방 식 품 1 7

쑥
여성의 하복부 냉증 · 생리통 완화, 자궁 건강, 해독 · 구충 작용

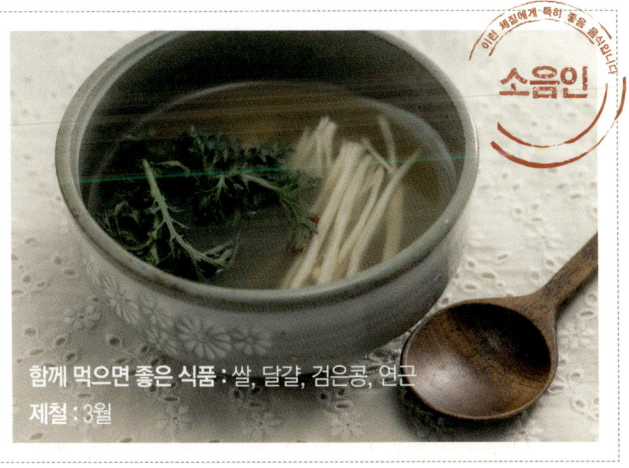

함께 먹으면 좋은 식품 : 쌀, 달걀, 검은콩, 연근
제철 : 3월

처방 식품 18

아욱
요도 질환 완화, 변비 치료, 해열, 다이어트

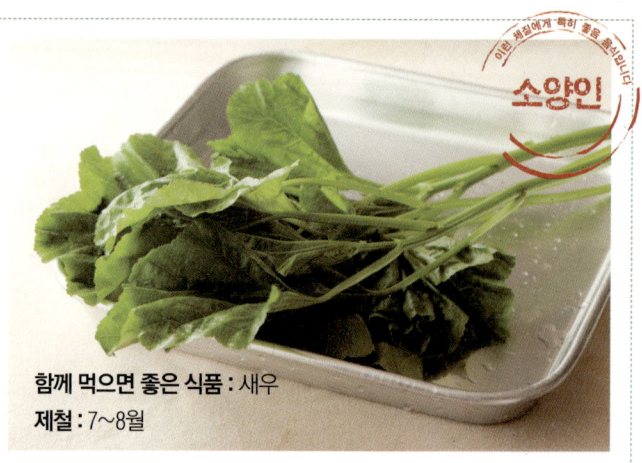

함께 먹으면 좋은 식품 : 새우
제철 : 7~8월

왜 좋은가부터 아셔야겠습니다

한방에서는 아욱을 동규, 아욱의 씨를 동규자라고 하는데 이뇨와 통변, 해열 등에 효과가 있다고 여긴다. 한때 동규자차가 다이어트 식품으로 인기를 끌기도 했는데, 이는 아욱이 변비와 비만 치료에 효과 있기 때문. 단백질이나 지방, 칼슘이 시금치에 비해 2배 이상 들어 있어 영양가 또한 매우 높다.

아욱은 특히 배설 기능과 비뇨·생식 기능이 떨어지는 소양인 체질에 좋은 식품으로 꼽힌다. 각종 요도 질환과 변비 치료에 효능이 있으며, 혈중 독소를 없애는 역할도 한다. 아욱의 씨와 뿌리는 한방에서 이뇨제, 변비 치료제, 유즙 분비 촉진제 등으로 쓰이는데, 맛이 달아 여러 가지 요리 재료로도 이용한다. 동규자를 살짝 볶아 물에 타 마시면 성병의 일종인 임질 치료와 소변 배출에 효과를 볼 수 있다.

아욱과 동규자차의 효능은 같으므로 아욱이 제철일 때에는 아욱을 요리해 먹어도 동규자차를 마시는 것과 같은 효과를 거둘 수 있다. 그러나 아욱은 소화가 잘 안 되거나 장이 안 좋아 설사를 자주 하는 사람과 임산부는 먹지 않는 것이 좋다.

이렇게 만들어 드시면 좋겠습니다

●**국으로…** 아욱은 주로 된장을 푼 멸치나 해물 육수에 넣어 국으로 끓여 먹는 것이 일반적이다. 이때 보리새우를 함께 넣어 끓이면 아욱의 영양을 더욱 살릴 수 있다. 아욱은 물이 끓기 전에 넣어야 풋내가 나지 않고, 은근한 불에서 아욱이 누르스름해질 때까지 충분히 끓여야 제 맛이 난다.

●**쌈이나 나물로…** 아욱은 잎을 데쳐 나물로 무쳐 먹기도 하고, 아욱 잎을 쌈으로 먹을 때도 데쳐 먹는 것이 일반적이다. 된장과 함께 먹으면 단백질을 섭취할 수 있어 더욱 좋다.

●**죽으로…** 아욱을 데쳐 잘게 썬 뒤 쌀과 함께 푹 고아 끓인 아욱죽도 별미다. 이때 된장으로 간을 하면 맛과 영양이 더욱 좋아진다. 특히 아욱죽은 변비가 있을 때 끓여 먹으면 좋다고 한다.

●**즙으로…** 생아욱을 뿌리째 짓찧어 즙을 500㎖쯤 만들고 거기에 생강즙 150㎖를 함께 타면 아욱의 약효를 더욱 높일 수 있다. 이 즙을 하루 동안 나누어 마시면 소변도 잘 보게 되고 대변도 원활해진다.

이렇게 고르셔야겠습니다

잎이 널찍하고 손으로 만져보아 부드러운 것이 좋은 아욱이다. 싱싱한 푸른빛을 띠는 것으로 고르며, 너무 억센 줄기는 떼어버리는 것이 좋다. 줄기까지 먹고 싶을 때는 껍질을 벗긴 뒤 손으로 치대듯이 주물러서 찬물에 몇 차례 씻으면 한결 연해진다.

왜 좋은가부터 아셔야겠습니다

양배추를 생으로 먹고 다이어트에 성공했다는 사람이 꽤 많다. 다이어트 이외에도 양배추는 위궤양이나 십이지장궤양의 예방과 치료에 효과적인 식품으로 알려져 있다. 이것은 양배추에 위나 십이지장의 점막을 보호하여 재생을 돕는 비타민 U와 K가 함유되어 있기 때문이다.

비타민 U는 점막의 회복을 촉진하는 효과가 있고, 비타민 K는 궤양으로 인한 출혈을 막아주는 효과가 있다. 양배추 속에 포함된 다량의 유황과 염소는 위장의 점막을 강화하고 궤양을 치료한다. 위장 장애를 자주 일으키는 사람은 양배추를 즙을 내어 먹거나 샐러드로 생식하면 좋다. 특히 십이지장궤양에 효과적이며, 백혈구를 활성화해 면역력을 증가시키고, 소화효소의 분비를 촉진한다.

또한 양배추는 칼슘이 풍부한 알칼리성 식품으로 각종 비타민, 단백질이 풍부해 성장기 아이에게 특히 좋다. 혈액을 맑게 하고 몸의 저항력을 높이며 주근깨, 여드름, 기타 피부병 등에도 효과가 있다.

이렇게 비타민과 칼슘이 많은 알칼리성 식품인 양배추는 다이어트를 위해서든 질병 치료를 위해서든 생즙으로 먹는 게 가장 좋다. 양배추를 삶으면 무기질, 단백질, 탄수화물 등이 많이 소실된다. 또 양배추를 끓일 경우 유황이 휘발유성으로 변해 맛이 나빠지므로 양배추는 익혀 먹는 것보다는 날로 먹는 것이 좋다. 바깥쪽의 짙은 녹색 잎과 심은 영양가가 가장 많은 부분이므로 버리지 말고 이용하도록 하자.

이렇게 만들어 드시면 좋겠습니다

● **즙으로…** 양배추 생즙은 위장을 튼튼하게 하고 가벼운 위궤양이 있을 때 먹으면 효능을 볼 수 있다. 위궤양이 심할 경우에는 하루에 950㎖ 정도의 즙을 공복에 마시는 것이 효과적이다. 또한 잇몸에 고름이 생기는 치조농루증에 걸렸을 때는 양배추와 당근을 함께 갈아 매일 마시면 몰라보게 개선된다.

● **생으로…** 양배추는 단맛과 아삭거리는 식감이 좋아서 생으로 씹어 먹기에 적당하다. 가늘게 채 썰어서 소스를 곁들여 샐러드처럼 먹어도 좋고, 잎을 뚝 떼어 된장 등에 찍어 먹어도 맛있다.

● **김치로…** 초여름 양배추김치는 입맛을 돋우는 별미로 알려져 있다. 양배추를 먹기 좋은 크기로 썰어 가볍게 절인 뒤 오이와 함께 버무려서 익힌다. 양배추물김치로 담가서 떠먹어도 개운한 맛을 즐길 수 있다.

이렇게 고르셔야겠습니다

다른 채소보다 신선한 것을 고르기가 어려운 것이 바로 양배추. 잎의 녹색 부분이 선명하고 손으로 들었을 때 묵직한 것을 고르는 게 포인트다. 신선한 양배추는 반으로 자르면 단면이 하얗지만 절단면이 갈색이거나 심지가 무르고 마른 것은 오래된 것이므로 사지 않도록 한다.

처 방 식 품 1 9

양배추
다이어트, 위장 장애 예방 및 완화, 소화 기능 개선

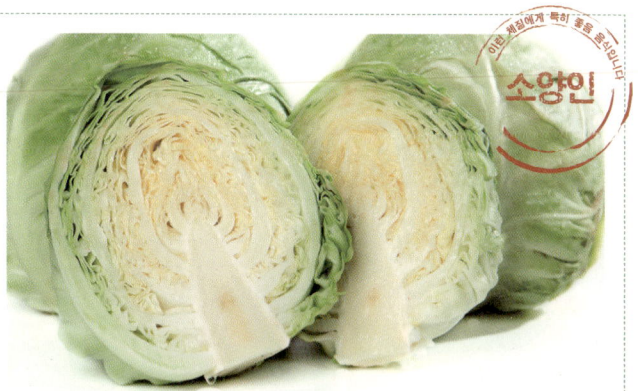

함께 먹으면 좋은 식품: 오징어, 우유, 사과   **제철**: 3~6월

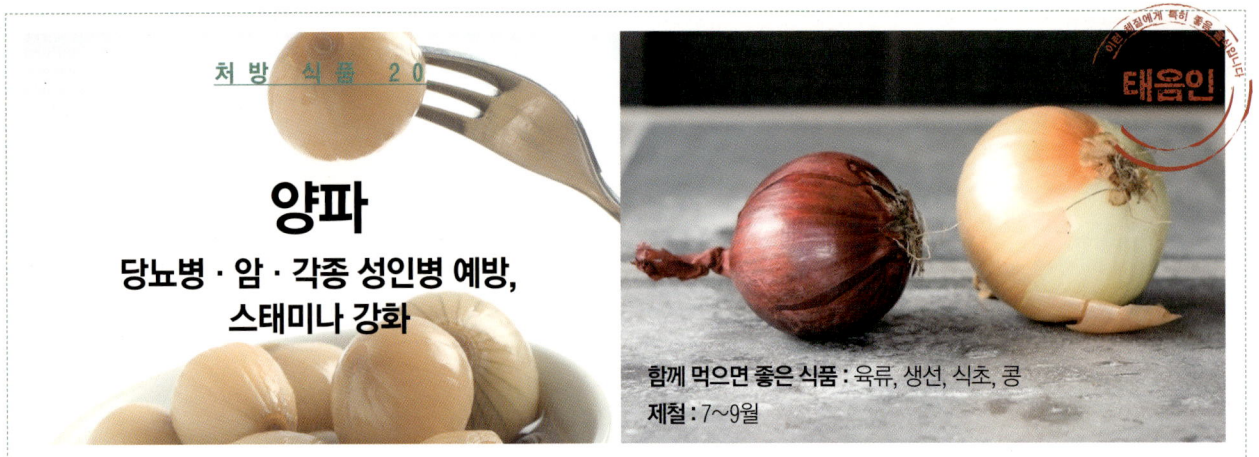

처방 식품 20

양파
당뇨병·암·각종 성인병 예방, 스태미나 강화

함께 먹으면 좋은 식품 : 육류, 생선, 식초, 콩
제철 : 7~9월

왜 좋은가부터 아셔야겠습니다

'채소의 왕'이라고 불리는 양파는 조리법에 상관없이 약용 효과가 있으며 아무리 많이 먹어도 부작용이 없다는 것이 특징. 양파를 임상 실험한 결과 양파는 고혈압, 심장병, 동맥경화, 심근경색, 당뇨병 등의 각종 성인병에 두드러진 효능이 있는 것으로 밝혀졌다. 특히 뛰어난 발암 억제 작용을 한다는 것이 과학적으로 입증되었다.

기름진 음식을 많이 먹는 중국인이 심장질환, 암 등의 발병률이 낮은 이유가 양파 때문이라고 하는데, 실제로 양파는 인슐린 분비를 촉진하는 작용을 하며, 당뇨로 인해 생기기 쉬운 각종 성인병 예방에 효과적이다. 기름진 음식을 섭취하면 생기기 쉬운 혈전(피의 덩어리)의 형성을 막아주는 성분이 들어 있어 육식이나 고지방을 섭취해도 혈전이 잘 생기지 않게 해주므로 동맥경화, 고혈압, 뇌졸중 등 성인병을 예방하는 데 효과적인 것이다.

특히 양파 속의 글루타치온 유도체는 당뇨의 주요 합병증인 백내장을 방지하는 역할을 한다. 혈액 중의 콜레스테롤 수치를 떨어뜨려 동맥경화를 예방하는 효과도 있다. 또한 양파가 스태미나 식품으로 꼽히는 것은 칼슘과 철분이 풍부하여 강장 효과가 뛰어날 뿐만 아니라, 비타민 B_1의 흡수를 촉진시켜 신진대사를 원활하게 하고 피로 해소를 돕기 때문이다.

양파의 알리신 성분은 비타민 B_1과 결합하여 알리아민이 되는데 이는 피로 해소에 좋은 효과가 있다. 또한 소화를 촉진시키고 입맛을 돋우므로 소화력이 약한 사람은 고기 요리에 양파를 함께 먹으면 소화 흡수율이 좋아진다. 단, 위궤양이나 위산 과다증이 있는 사람은 양파를 날로 먹으면 자극이 될 수 있으므로 조리해서 먹는 게 좋다.

또한 양파는 어류나 육류가 식품첨가물과 만났을 때 생기는 발암물질도 억제하는 역할을 한다. 주로 햄이나 소시지, 어묵 등 어육류 가공식품을 이용할 경우엔 양파를 넣어 요리하는 게 좋다.

양파로 체력을 보하기 위해서는 장기간 꾸준히 먹는 것이 중요하며, 콩이 주재료가 되는 음식에 넣고 조리하면 항산화 작용에 시너지 효과를 발휘하므로 더욱 뛰어난 효능을 얻을 수 있다. 양파는 매일 ½~1개를 먹는 것이 적당한데 날로 먹으나 조리해 먹으나 효능은 같다.

이렇게 만들어 드시면 좋겠습니다

●**식초로…** 양파식초는 양파에 식초 성분까지 더해져 건강에 더 좋을 뿐만 아니라 양파를 비교적 오래 보관할 수 있다는 장점이 있다. 양파식초는 두통을 가라앉히는 데 좋으며 변비 해소와 치매 예방에도 효과적이다. 껍질을 벗기고 잘게 자른 양파 3개를 양조식초 50㎖에 담근 후 차고 어두운 곳에 일주일~10일 정도 두면 완성된다. 식초에 담갔던 양파를 수시로 조금씩 꺼내 먹어도 좋다.

●**가루로…** 양파 가루는 양파 냄새가 거슬리는 사람, 위장이 약한 사람이 먹기에 좋다. 하루 2~3술 정도 그냥 먹어도 좋고,

음식을 조리할 때 양파 대신 넣으면 음식의 향미가 풍부해진다. 껍질을 벗겨 얇게 자른 양파를 부드러워질 때까지 찜통에서 찐 다음 7~10일간 햇볕에 말린 뒤 분마기나 믹서 등으로 갈아 가루를 내 체로 치면 된다. 굵은 것은 약한 불에 건조해 다시 가루를 낸다. 습기를 피해 잘 보관해야 한다.

●**죽으로…** 입맛이 없을 때 양파죽을 먹으면 식욕을 되살릴 수 있다. 깐 양파 5개를 잘게 썰어 물을 충분히 붓고 베이킹 소다를 약간 넣어 양파가 물러질 때까지 삶은 다음, 콩 1컵과 조 1½컵을 넣고 뿌리면서 식혀 소금으로 간을 한다.

●**약술로…** 양파를 술로 담가서 마셔도 건강에 좋은 약술이 된다. 매일 한두 잔씩 마시면 좋다.

양파소주 소주 360㎖, 오이 1개, 양파 4개
1 양파는 잘게 썰고, 오이는 다진다.
2 소주병에 다진 오이와 함께 양파를 넣은 다음 양파의 맛과 향이 우러나면 마신다.

●**절임으로…** 장아찌나 피클 등의 절임 요리로 만들어두면 반찬으로 제격. 한식은 물론 서양 요리나 일식, 중식 요리에도 두루 잘 어울린다. 양파와 무, 오이 등을 함께 썰어 넣고 피클을 만들어 먹어도 좋다.

이렇게 고르셔야겠습니다

양파 줄기 부분이 가는 것일수록 신선하다. 껍질이 담갈색으로 투명하게 마른 것이 좋다. 껍질이 검게 얼룩 져 있으면 신선하지 않은 것이다.

PLUS TIP 4 **아이들을 위해 준비해두는 천연 약**

수험생이나 체력 약한 아이에게, 흑임자 반죽
검은깨·꿀 1컵씩, 마늘 간 것 1~2큰술
1 달군 프라이팬에 검은깨를 기름 없이 볶은 뒤 믹서에 간다.
2 갈아놓은 마늘과 꿀을 섞은 뒤 검은깨 가루를 넣어 반죽한다. 마늘의 양은 적당히 조절한다.
3 하루 세 번, 한 번에 1작은술씩 먹는다.

목감기·가래 잡는, 배도라지청
배 1개, 도라지 1뿌리, 꿀 2큰술
1 배의 껍질을 벗긴 뒤 심이 있는 부분을 파내는데, 바닥까지 구멍이 생기지 않게 한다. 도라지는 다지듯이 잘게 썬다.
2 속을 파낸 배에 도라지와 꿀을 넣고 중탕 그릇에 담는다. 약한 불에서 2시간 정도 뭉근하게 달인다.
3 밀폐 용기에 담아 냉장고에 넣어두었다가 목감기가 오거나 가래가 끓을 때 1큰술씩 먹는다.

코감기에는, 생강탕
생강·말린 귤껍질 8g씩, 파뿌리 5개, 물 적당량
1 파는 뿌리 부분만 5~6cm 길이로 썰고, 말린 귤껍질은 잘게 썬다.
2 파와 귤껍질, 생강, 물을 넣고 뭉근한 불에 달인다.
3 건더기는 체에 거르고 즙만 담아둔다.
4 감기 기운이 있을 때마다 소주잔 반 잔 분량씩 마신다.

배탈이 났을 때, 생강편
생강 500g, 설탕·식초·물 ½컵씩, 소금 1큰술
1 생강의 껍질을 벗기고 얇게 저며 썬 뒤 식초를 탄 물에 씻는다.
2 냄비에 생강, 설탕, 식초, 물, 소금을 넣고 20분 정도 조린 뒤 식혀서 생강 건더기만 따로 건져 보관한다.
3 배탈이 났을 때, 혹은 평소 식사 때마다 생강편을 1~2조각씩 먹는다.

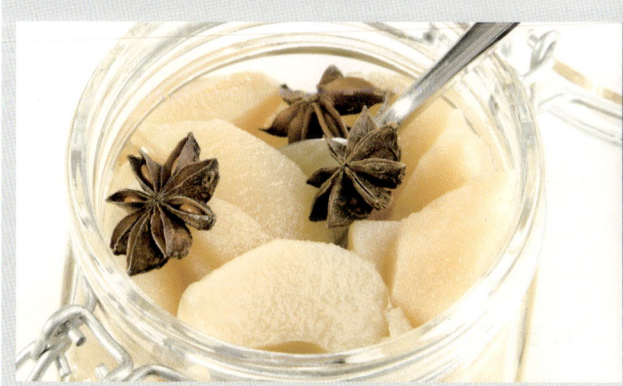
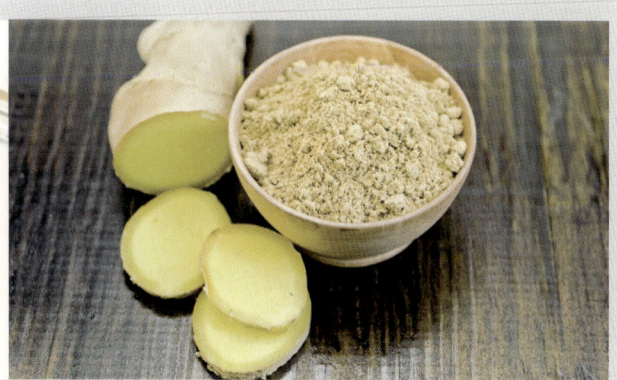

처방 식품 21

연근
하혈·코피 지혈, 설사 치료, 숙취 해소, 속 쓰림 완화

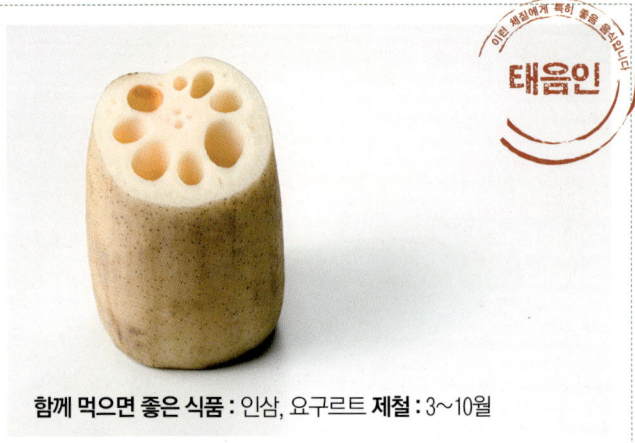

함께 먹으면 좋은 식품 : 인삼, 요구르트 **제철** : 3~10월

왜 좋은가부터 아셔야겠습니다

중국에서는 연근을 늙지 않는 '불로식'으로 귀하게 여긴다. 연은 잎, 꽃, 열매, 뿌리까지 약재나 식품으로 이용하는데, 그중에서도 뿌리가 특히 널리 쓰인다. 성분은 대부분이 녹말이지만, 아미노산과 레시틴, 펙틴, 아스파라긴 등도 많이 함유하고 있다. 저혈압이나 숙취 해소에도 효과가 있고, 두뇌 개발에도 도움이 된다. 연꽃의 뿌리인 연근은 손상된 장 점막을 회복시키는 데 가장 훌륭한 음식이다. 혈관을 오그라들게 하는 능력이 뛰어난 연근은 장 점막에 작용하여 설사를 멎게 하고 각종 출혈을 치료하는 효능이 있다. 몸에 열이 많거나 과로를 해서 코피를 흘리는 증세에도 좋다. 이외에도 신경불안증에 좋으며 특히 태음인 체질에 좋다. 대변에 피가 묻어나는 경우, 자궁 출혈이 있어 생리 기간 이외에 하혈하는 경우, 공복 시에 속 쓰림이 심한 경우에는 생연근을 갈아 즙을 내어 먹으면 좋다. 몸이 차고 변비가 있거나 소화력이 약한 경우에는 조려서 먹거나 물을 넣고 달여서 먹는다. 말린 연근을 가루 내어 차로 끓이거나 밥을 지을 때 함께 넣어 먹어도 좋다.

이렇게 만들어 드시면 좋겠습니다

●**차로…** 연근을 약처럼 즐길 수 있는 좋은 방법. 연근차는 콜레스테롤 수치를 낮춰주면서 니코틴을 해독하고, 담석이 있는 사람에게도 도움이 된다고 알려진다. 연근을 손질한 뒤 얇게 썰어서 물을 넣고 끓이는데 끓기 시작하면 불을 줄여 15분 정도 더 달여서 물만 따라 마신다.

●**조림으로…** 가장 쉽게, 가장 일반적으로 즐겨 먹는 요리법 중 하나. 간장에 달콤하고 짭조름하게 조려서 먹는데 연근만 조릴 수도 있지만 다른 채소와 함께 섞어서 채소조림으로 만들어도 좋다. 닭찜이나 갈비찜 등을 만들 때 연근을 함께 넣어도 좋다.

●**구이로…** 연근을 도톰하게 썰어서 기름 없이 팬이나 석쇠에 구워도 아삭한 질감과 함께 영양을 섭취할 수 있다. 소금만 뿌려서 구워도 좋고, 간을 하지 않고 구운 뒤 고추장 양념장을 발라 상에 내도 별미 반찬이 된다.

이렇게 고르셔야겠습니다

연근은 뿌리의 굵기와 구멍의 크기가 일정한 것이 좋다. 껍질을 벗겨 파는 것은 갈변을 막기 위해 표백 처리를 한 것이 대부분이므로 귀찮더라도 껍질이 있는 것으로 고른다. 보관할 때는 신문지에 싸서 냉장고에 보관한다.

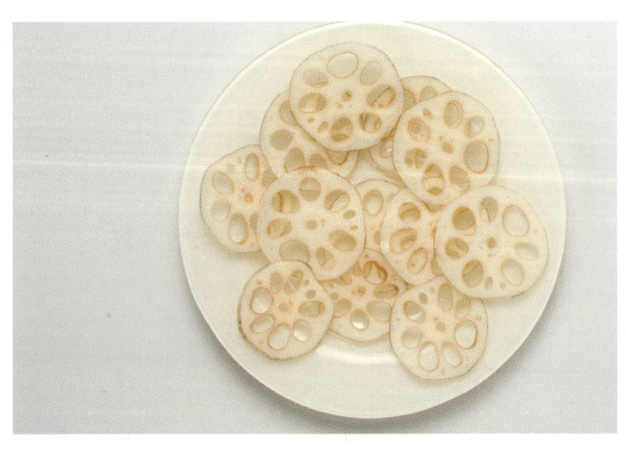

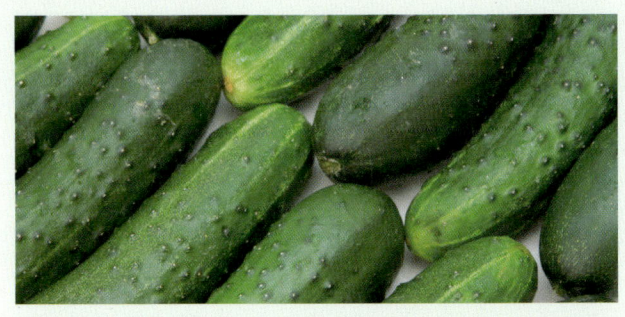

왜 좋은가부터 아셔야겠습니다

아삭아삭 시원한 오이는 피부와 몸속의 열을 내리는 데 좋은 식품. 성질이 차고 해독 작용을 하기 때문이다. 『동의보감』에도 오이는 이뇨 효과가 있어 부기를 빼고 장과 위를 이롭게 하며, 소갈을 그치게 한다고 나와 있다. 이러한 오이의 효능은 흔히 조선오이라고 하는 백오이에 훨씬 많다.

또한 오이의 비타민 C는 신진대사를 원활하게 하고 감기를 예방하며, 피로와 갈증을 풀어준다. 오이에는 칼륨이 많이 들어 있어 몸속에 쌓인 나트륨과 함께 노폐물을 밖으로 내보내는 역할을 한다. 이때 수분이 함께 빠져나가기 때문에 부종을 낫게 하는 효과도 있는 것. 몸이 부었을 때 오이 넝쿨을 달여 먹으면 부기가 빠지는 것도 이런 이유 때문이다. 나트륨은 소금의 성분으로, 짜게 먹는 요즘 사람들에게는 오이가 더없이 좋은 식품이라고 할 수 있다.

오이는 이뇨 작용도 탁월해 술 마신 뒤 오이나 오이즙을 먹으면 소변과 함께 알코올 성분이 빠져나가 숙취가 풀린다. 가려움증이나 땀띠 등을 가라앉히는 데도 좋다.

오이는 비타민 C를 파괴하는 효소인 아스코르비나아제가 들어 있기 때문에 다른 채소와 함께 먹지 않는 것이 좋다. 단, 다른 채소와 조리할 때는 식초나 레몬즙을 조금 넣으면 아스코르비나아제의 활동을 억제할 수 있다. 또한 성질이 차기 때문에 위장이 차고 약한 사람이 너무 많이 먹으면 설사를 하거나 한기가 들 수 있다.

이렇게 만들어 드시면 좋겠습니다

● **생으로…** 다이어트를 시작하는 사람들이 즐겨 먹는 식품 중 하나인 오이. 생으로 먹을 때 오이다운 맛과 식감을 가장 잘 즐길 수 있다. 얇게 썰어서 샐러드에 듬뿍 곁들여도 좋고, 새콤달콤한 양념으로 가볍게 무쳐 먹어도 맛이 좋다.

● **즙으로…** 과음한 다음날, 오이즙을 먹으면 한결 개운해진다. 부기가 있거나 가려움증, 땀띠 등이 생겼을 때도 오이즙을 음용해보자. 오이의 껍질을 벗겨서 강판이나 믹서에 간 뒤 면포에 꼭 짜서 물만 마시는 것이 방법. 주서나 원액기를 활용하면 편리하다. 냉채를 만들 때 오이즙을 소스로 활용해도 시원한 맛을 즐길 수 있다.

이렇게 고르셔야겠습니다

오이는 그때그때 필요한 만큼만 준비하는 것이 좋은데 남았을 때는 하나씩 신문지에 싸서 비닐에 넣은 뒤 냉장 보관해야 신선한 맛을 좀 더 오래 지킬 수 있다. 꼭지의 쓴맛은 물이나 열에도 쉽게 제거되지 않으므로 잘라내고 먹는다.

처 방 식 품 2 2

오이
피로 · 갈증 해소, 해열, 이뇨 작용, 부종 완화

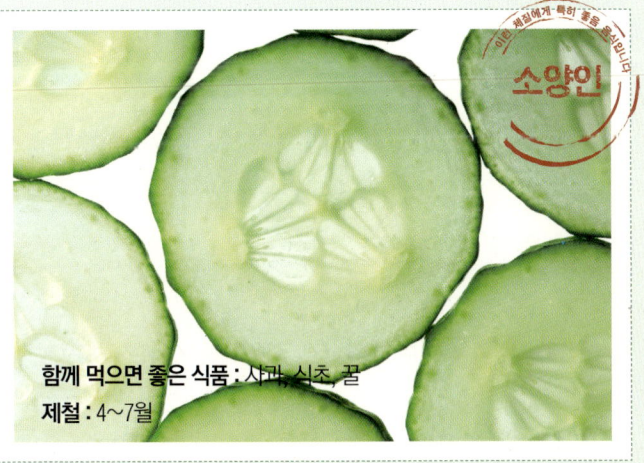

함께 먹으면 좋은 식품 : 사과, 식초, 꿀
제철 : 4~7월

소양인

왜 좋은가부터 아셔야겠습니다

죽순은 말 그대로 대나무의 땅속줄기 마디에서 돋아나는 어린 순이다. 중국음식에나 가끔씩 들어가는 재료로 알고 있는 사람이 많지만, 죽순은 맛이 부드럽고 순해 과거 우리 선비들도 즐겨 먹은 음식이었다. 특유의 은은한 맛이 죽순의 묘미인데, 이런 특성 때문에 다른 요리와 만나면 더욱 뛰어난 맛과 식감을 자랑한다.

죽순은 맛도 고급스럽지만 영양 또한 풍부한 식재료. 일반 채소와 다르게 단백질, 당질, 지질, 철분, 회분, 칼슘, 인 등이 다량 포함되어 있어 쌀이 주식인 우리네 식단을 보충하기에 적합하다. 풍부한 단백질은 죽순을 감칠맛 나게 하며 체내의 생화학적 대사를 촉진시키는 효과가 있다.

『동의보감』에 따르면 죽순이 혈액순환, 중풍, 스트레스 해소에 효과가 크다고 나와 있다. 곡류보다 섬유질이 많이 들어 있어 장의 연동운동을 촉진시켜 변비를 치료하고, 대장암을 예방하는 효과가 높다. 이뇨 작용이 뛰어나 신장을 강화하며 노폐물이나 체내에 불필요한 수분이 빨리 배설되게 도와주어 내장 기능도 활성화한다.

또한 죽순은 성질이 차가워 몸에 열이 많은 사람이 가래와 어지럼증을 호소할 때 먹으면 증상이 완화된다. 식이섬유가 풍부하고 칼로리가 적어 다이어트에도 도움이 된다.

아삭아삭 씹히는 맛이 좋은 죽순은 죽순밥과 죽순채, 죽순정과 등 다양하게 이용해 먹을 수 있는데, 유독 물질이 들어 있어서 반드시 익혀 먹어야 한다. 죽순의 잡맛을 제거하고 맛을 부드럽게 하려면 쌀뜨물을 이용해 씻는 것이 가장 효과적. 평소 설사를 자주 하거나 몸이 찬 사람은 많이 먹지 않는 것이 좋다.

이렇게 만들어 드시면 좋겠습니다

● **차로**… 죽순을 차로 끓여 마시면 피를 맑게 하고, 숙취를 해소하는 데 도움이 된다고 알려진다. 임산부가 입덧이 심할 때도 죽순차가 도움이 된다. 잘 우려서 하루 서너 번 일반적인 차를 마실 때와 같은 방법으로 즐긴다.

죽순차 죽순 20g, 물 500㎖

1 죽순을 썬 뒤 쌀뜨물에 담가 아린 맛을 뺀다.
2 죽순에 분량의 물을 붓고 그 물이 절반으로 줄 때까지 끓인 뒤 차로 마신다.

● **볶음으로**… 죽순과 버섯 등을 채로 썰어서 기름에 볶은 죽순볶음은 손쉽게 먹을 수 있는 음식. 굴소스로 간을 하면 풍미가 살아난다. 쇠고기나 돼지고기와 궁합이 맞는 재료라는 점을 감안해서 고기 요리에 함께 넣어 조리하면 풍부한 맛과 함께 영양까지 섭취할 수 있다.

이렇게 고르셔야겠습니다

통통하고 껍질에 솜털이 많으며 껍질이 단단히 붙어 있는 것을 고르고, 껍질 전체가 갈색을 띠는 것은 오래된 것이므로 피하는 것이 죽순을 제대로 고르는 비결이다. 구입한 죽순은 끓는 물에 삶은 뒤 식으면 찬물에 담가 껍질을 벗기고, 24시간 정도 물에 담가 독성을 제거한다.

처방 식품 23

죽순
원기 회복, 혈액순환 개선, 중풍 예방, 변비 완화, 다이어트

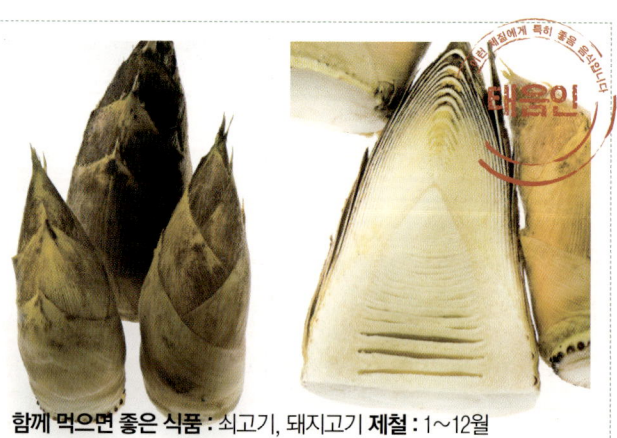

함께 먹으면 좋은 식품 : 쇠고기, 돼지고기 **제철** : 1~12월

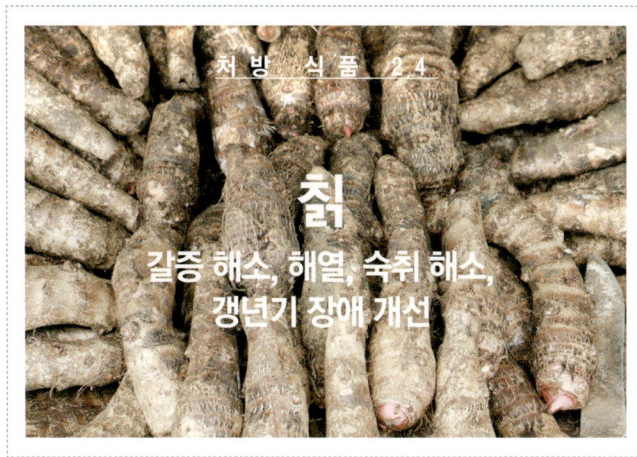
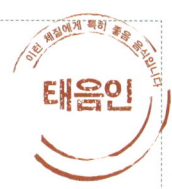

처방식품 24

칡
갈증 해소, 해열, 숙취 해소, 갱년기 장애 개선

함께 먹으면 좋은 식품 : 달걀
제철 : 9~10월

왜 좋은가부터 아셔야겠습니다

예부터 칡은 열을 내려주고 갈증을 해소시키는 약재로 사용된 식품이다. 특히 숙취에 좋은 건강 음료로 알려져 있다. 칡뿌리는 녹말 성분이 많아 씹으면 단맛이 나는데 덕분에 먹을 것이 없던 시절 배고픔을 달래주던 친숙한 구황작물이다.

칡뿌리에는 단백질, 섬유질, 칼슘, 비타민 등이 들어 있는데 생즙에는 위와 장에 좋은 효소가 많아 소화가 잘 된다. 식물성 에스트로겐이 대두의 30배, 석류의 628배나 많이 함유된 식품으로 여성 갱년기 증후군에도 효과적이다. 요즘에는 성장호르몬이 함유되어 있다는 연구 결과도 나와 주목을 받고 있다.

칡은 생즙을 짠 것과 말린 다음 우려 마시는 방법으로 활용하는데, 한방과 민간에서는 칡뿌리와 잎을 해열, 발한, 보약, 진통, 지혈, 해독, 숙취, 구토, 중풍, 당뇨, 진정, 감기, 편도선염 등에 이용해왔다.

겨울에도 말라 죽지 않은 덩굴을 잘라서 말린 다음 달여 마시면 위궤양 만성 위통 등에 효과가 있다고 한다. 감기로 오한이 나고 속에서 열이 나며 어깨와 목 줄기가 뻣뻣해질 때도 효과적. 또한 피부염으로 화끈거리고 발진이 생길 때 생칡즙을 자주 마시면 가라앉는다.

생즙으로 먹거나 고아서 먹는 것 이외에 가루로도 많이 이용한다. 칡의 뿌리를 캐 잘 말려서 절구에 찧어 채로 치면 고운 가루를 얻을 수 있다. 이것을 갈분이라고 하는데 이 갈분으로 떡, 수제비, 전, 국수를 해 먹기도 한다. 갈분은 뜨거운 물에 타서 마시면 강장제로서 효능이 있고 꿀을 더하면 숙취 해소에 그만이다. 여성의 경우 하혈을 할 때 좋고 설사를 멎게 하는 작용도 한다. 갈분으로 엿을 곤 '갈근엿'은 위장병에 좋다고 전해진다.

이렇게 만들어 드시면 좋겠습니다

칡차 칡뿌리 40g, 물 1ℓ, 꿀 약간

1 칡뿌리를 얇게 썰어 넣고 물을 부어 끓인다.
2 칡이 끓으면 약한 불로 줄이고 30분 정도 은근하게 달인다.
3 건더기는 체로 건져내고 물만 따라내어 꿀을 타서 마신다.

이렇게 고르셔야겠습니다

전체적으로 갈색 털이 있고 무거운 것을 고른다. 마른 것과 가루는 중국산이 많이 유통되므로 원산지를 잘 살펴서 구입하는 것이 좋다.

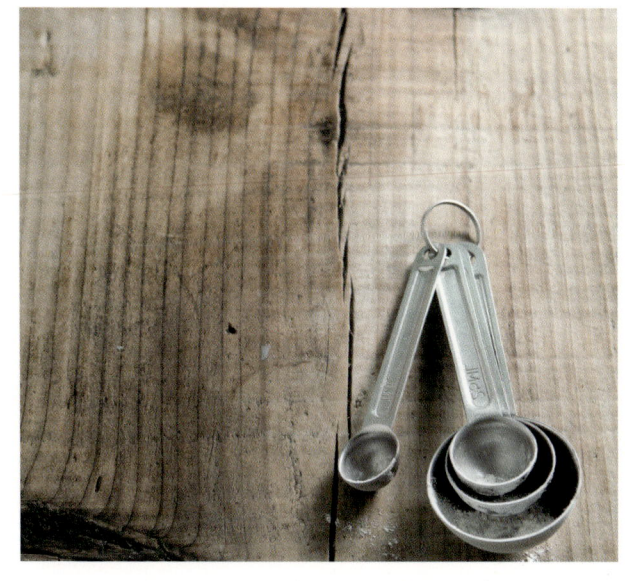

처방 식품 25

케일
위장병 · 각종 성인병 예방 및 완화, 빈혈 개선

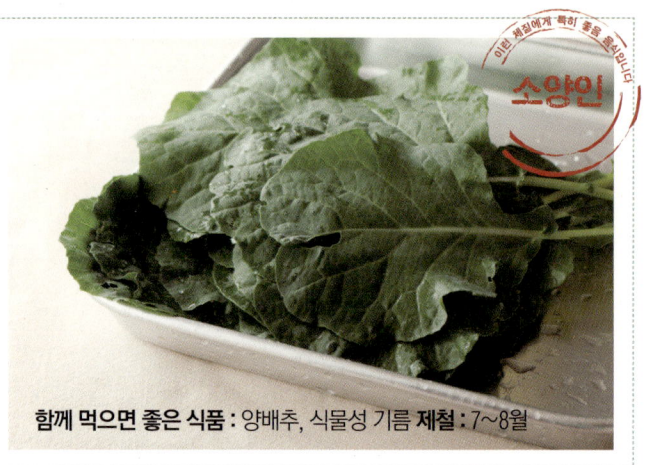

함께 먹으면 좋은 식품 : 양배추, 식물성 기름 제철 : 7~8월

왜 좋은가부터 아셔야겠습니다

녹즙의 단골손님인 케일은 몸에 좋은 녹색 채소 가운데 하나. 비타민 A · B_1 · B_2 · U · E · M · C · K, 칼슘, 미네랄 등이 특히 많고, 단백질도 풍부하게 들어 있어 세계보건기구에서 적극 권장하는 건강 채소이기도 하다.

과일과 맞먹을 정도로 비타민 C가 풍부하고 각종 미네랄과 식이섬유가 풍부해 비만, 고혈압을 비롯한 각종 성인병의 치료 효과까지 기대할 수 있다. 케일 녹즙을 1홉(약 180ml) 마시면 다른 채소 한 광주리를 먹은 이상의 효력을 발휘한다는 말이 있다. 그래서 케일을 체질 개선의 챔피언이라고도 부른다.

케일은 항암 효과가 뛰어나고 신진대사를 촉진해 인체의 면역력을 길러주는데, 특히 일반 과일에는 없는 엽록소를 다량 함유하고 있다. 일반적인 비타민 이외에 케일이 각광받는 이유는 100g당 181mg의 칼슘을 함유해 튼튼한 뼈를 형성하는 데 좋은 식품이기 때문. 또한 인체의 노화를 방지하고 체액의 산성화를 막는 칼슘과 철분이 풍부하여 우리나라 사람들의 주된 빈혈의 원인인 철분 결핍성 빈혈에도 좋은 식품으로 권장된다.

되도록 열을 가하지 않고 생으로 먹는 것이 케일의 영양을 고스란히 섭취하는 방법이다. 조리를 하더라도 단시간에 끝내는 정도가 좋다.

이렇게 만들어 드시면 좋겠습니다

●**즙으로**… 케일은 위에 생긴 염증을 치료하고, 건강한 위를 만드는 데 도움이 되는 식품이다. 몸속의 독성물질을 해독하는 효과도 있어서 즙으로 갈아 마시면 건강을 지키는 데 도움이 된다. 케일만 갈아 즙을 내도 좋지만 식품 궁합이 좋은 양배추와 함께 갈아 마시면 더 큰 효과를 볼 수 있다. 즙으로 쓰는 케일은 대가 굵으며 잎이 크고 넓은 것을 고르는 것이 좋다.

●**쌈으로**… 고기 요리를 낼 때 곁들이 쌈으로 케일을 준비하는 것도 좋다. 상추와 깻잎 등 즐겨 먹는 쌈 채소와 함께 먹으면 맛과 영양을 모두 챙길 수 있다. 고기 없이 현미밥에 케일쌈과 된장찌개로 구성한 식단은 병을 치료하고, 건강한 몸을 만드는 약선 밥상이자 다이어트 식단이 될 수 있다. 부드러운 어린잎 케일을 준비해야 먹기에 좋다.

이렇게 고르셔야겠습니다

병충해의 피해가 많은 채소 중 하나가 케일. 그래서 다른 채소에 비해 농약을 많이 치게 되는 편이다. 유기농 케일에 유난히 벌레 먹은 잎이 많은 것도 이런 이유 때문이다. 너무 깨끗한 것보다는 벌레 먹은 잎이 있는 것이 오히려 건강한 케일에 가깝다고 할 수 있다. 농약을 제거하기 위해 흐르는 물에 여러 번, 꼼꼼하게 씻어서 먹어야 한다.

왜 좋은가부터 아셔야겠습니다

가장 만만하게 식탁에 올리는 식품이 콩나물이지만, 영양 성분 면에서만큼은 결코 만만하지 않은 식품. 고춧가루 확 풀어 끓인 콩나물국은 감기에 좋고, 아스파라긴산이라는 성분이 있어 숙취를 없애고 간을 보호한다.

고려의 의학서인 『향약구급방』에는 콩나물이 "감기를 낮게 하고, 속을 시원하게 가라앉히는 효능이 있다"고 적혀 있다. 또한 『동의보감』에 따르면 콩나물은 "온몸이 무겁고 저리거나 근육과 뼈가 아플 때 치료 효과가 있으며, 염증을 가라앉히고, 수분 대사를 촉진해 위의 울혈을 제거하는 효능이 뛰어나다"고 한다.

콩나물에는 단백질, 비타민, 무기질, 탄수화물 등이 비교적 많이 들어 있는데, 콩에 싹을 틔우는 과정에서 섬유소의 함량이 증가한다. 또한 콩에는 비타민 C가 거의 없지만 콩나물로 자라는 중에 비타민 C가 많이 생기는데, 특히 콩나물의 꼬리 부분에 비타민 C와 아스파라긴산이 많이 들어 있다.

콩나물국은 저혈압이나 감기에 아주 좋은 효과가 있다고 알려져 있다. 기운이 떨어졌을 때 콩나물의 흰 부분과 파의 흰 부분을 넣어 끓인 백비탕을 먹으면 기운을 차릴 수 있다. 채 자라지 않은 콩나물을 말린 것을 '대두황권'이라고 부르는데 부종을 가라앉히고, 근육이 땅기고 무릎이 아픈 증상을 완화하며, 장이나 위의 열을 없애는 등의 효능이 인정되어 우황청심환의 재료로도 쓰인다.

콩나물은 이뇨 작용을 하는 성분도 들어 있어서 신장염 초기에 얼굴이 부을 때 먹으면 부기가 쉽게 빠진다. 몸속의 열을 내리고 간 기능을 회복하는 데도 효과가 좋으며 특히 비만한 태음인에게 잘 맞는다. 그러나 소화 기능이 약하거나 몸이 차거나 마른 사람인 경우에는 피하는 것이 좋다.

이렇게 만들어 드시면 좋겠습니다

칡콩나물국 콩나물 300g, 칡 50g, 국물용 멸치 15마리, 간장·파·마늘·고춧가루 약간씩, 물 적당량

1 칡은 깨끗하게 씻고, 콩나물은 잘 다듬는다. 냄비에 칡과 콩나물, 멸치를 넣은 후 물을 2~3컵 넣고 끓인다.
2 콩나물이 익는 냄새가 나면 물을 충분하게 보충해 좀 더 끓인다.
3 콩나물이 거의 익으면 간장, 파, 마늘, 고춧가루로 식성에 따라 양념한다.

콩나물죽 콩나물 80g, 찹쌀 100g, 대파 흰 뿌리 10개, 참기름 약간

1 콩나물 80g에 참기름을 적당히 넣고 볶는다.
2 볶은 콩나물에 찹쌀을 섞은 뒤 물을 충분히 붓고 끓여 죽을 쑨다.
3 파의 흰 뿌리 부분을 잘게 썰어 죽이 끓을 때 넣어 살짝 더 끓인다.
4 감기에 걸렸을 때 하루 두 번씩 먹는다.

이렇게 고르셔야겠습니다

농약을 치지 않은 유기농 콩나물은 전체적으로 몸통이 가늘며 뿌리가 길다. 뿌리 부분은 약간 갈색을 띠는 것이 특징. 다소 질기고 고소한 맛이 진하다. 콩나물 속이 그대로 비치고 뿌리가 지나치게 굵으며 매끈한 것은 좋지 않은 것.

처 방 식 품 2 6

콩나물
감기 예방, 숙취 해소, 해열 작용

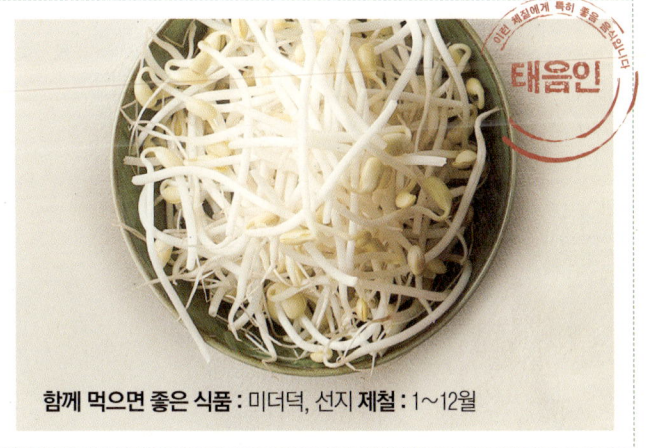

함께 먹으면 좋은 식품 : 미더덕, 선지 제철 : 1~12월

왜 좋은가부터 아셔야겠습니다

추석 명절 음식으로 익숙한 토란은 의외로 약효가 풍부한 식품. 예부터 토란은 몸의 열을 내리고 염증을 가라앉히는 약으로 이용했다. 주성분은 당질과 단백질이지만 다른 감자류에 비해서 칼륨이 풍부하게 들어 있다. 특히 칼슘을 많이 함유하고 있는 알칼리성 식품이기 때문에 피로 해소, 고혈압과 변비 예방 등에 좋다.

토란은 장운동을 원활하게 하고, 위장 운동을 활발하게 하며, 신장을 튼튼하게 한다고 알려져 있다. 토란 특유의 미끈거리는 성분을 무틴이라고 하는데, 이것이 체내에서 글루크론산을 만들어 신장을 튼튼하게 하며 소화를 돕고 노화를 방지하는 것.

토란은 약간 아린 맛이 나는데 호모겐티신산과 옥살산칼슘 성분이 들어 있기 때문이다. 이들 성분은 소금물에 담그거나 삶으면 제거된다. 잘못 먹으면 목젖이 따끔거리거나 두통이 날 수 있으므로 반드시 익혀 먹는 것이 좋다.

토란의 아릿한 맛은 열을 없애고 염증을 가라앉히는 작용을 하므로 특히 타박상, 어깨 결림이 있을 때 또는 삐었을 때 토란을 갈아서 밀가루에 섞어 환부에 바르면 잘 듣는다. 예부터 민간에서는 껍질을 벗기고 짓찧은 토란과 밀가루 섞은 것을 림프선염, 피부염, 치질, 타박상 등에 발라 낫게 했다. 홍역을 앓을 때도 토란과 당근을 편으로 썰어 삶은 물을 먹으면 도움이 된다고 한다. 이뇨 효과도 있기 때문에 토란 삶은 물을 마시면 소변 배출이 원활해진다.

이렇게 만들어 드시면 좋겠습니다

● **음료로**… 소변을 잘 보지 못할 때 토란을 조린 물을 마시면 효과를 볼 수 있다. 매일 토란 10여 개를 편으로 썰어 물 대여섯 사발에 설탕을 약간 넣고 달여서 물이 절반으로 줄어들면 이것을 수시로 한 사발씩 마시는 것. 이뇨 작용을 도와 소변을 잘 볼 수 있게 해준다.

● **약술로**… 토란은 주로 국이나 찜으로 만들어 먹지만 술로 담가 마셔도 좋다. 말 그대로 약술로서 건강 유지에 도움이 된다.

토란술 토란 400g, 소주 2ℓ
1 날토란을 깨끗이 씻어 으깬 다음 소주에 보름 정도 담가둔다.
2 토란술을 하루 세 번씩 먹기 전 따뜻하게 ½컵 정도 먹는다. 꾸준히 먹으면 위를 보하고 배 속의 가스를 제거한다.

● **소염제로**… 토란을 으깨어 쓰면 통증을 완화하는 천연 파스가 된다. 근육통이나 어깨가 결릴 때는 특히 토란 찜질이 효과적. 껍질을 벗긴 토란을 쌀뜨물에 담갔다가 강판에 간다. 쌀밥을 분마기에 넣고 밥알이 남지 않도록 잘 으깬 뒤, 토란 간 것을 넣어 고루 섞는다. 으깬 토란밥을 거즈에 펴 바르고, 다시 그 위에 거즈를 한 번 덧댄 다음 환부에 붙인다.

쌀밥 대신 밀가루를 토란과 같은 양으로 섞은 다음, 생강즙을 약간 섞어서 잘 갠 후 거즈에 약 3mm 정도로 고르게 펴서 통증이 나는 부위에 붙이면 소염 효과가 있다.

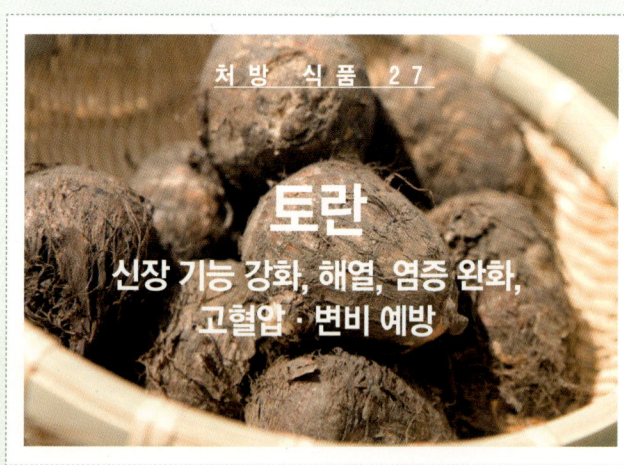

처 방 식 품 2 7

토란
신장 기능 강화, 해열, 염증 완화,
고혈압 · 변비 예방

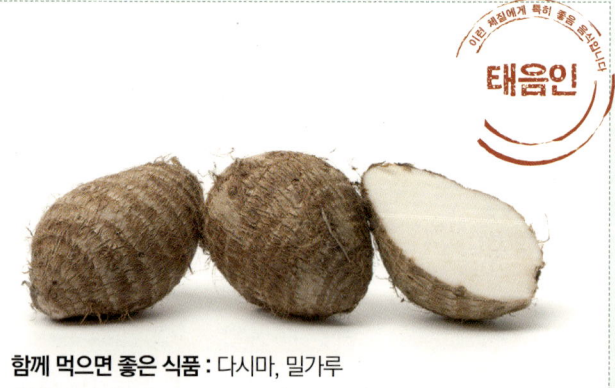

태음인

함께 먹으면 좋은 식품 : 다시마, 밀가루
제철 : 9~10월

처방 식품 28

파
감기 예방 및 치료, 불면증·소화 기능 개선, 발한 작용

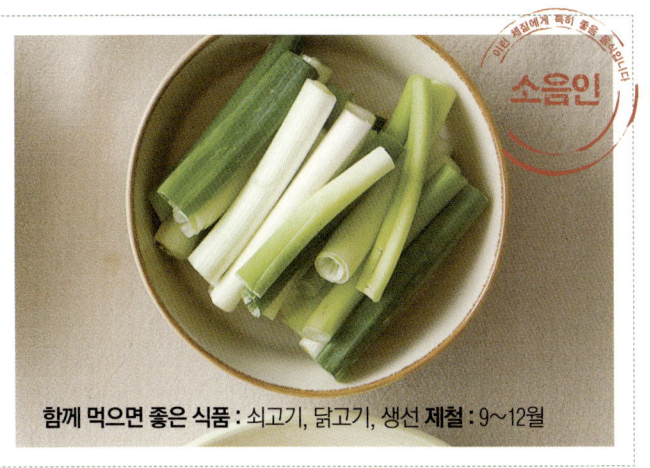

함께 먹으면 좋은 식품 : 쇠고기, 닭고기, 생선 제철 : 9~12월

왜 좋은가부터 아셔야겠습니다

'검은 머리가 파뿌리 될 때까지 백년해로하라'는 덕담은 파뿌리의 흰 수염을 비유한 것이지만 파의 장수 효과를 의미하기도 한다. 우리 음식을 할 때 절대로 빠지지 않고 들어가는 양념 중 하나인 파는 제대로 먹으면 알게 모르게 보약 노릇을 톡톡히 하는 식품이다.

파는 비타민과 칼슘, 철분 등이 풍부하여 위의 기능을 돕고 감기의 악화를 막아준다. 특히 감기 기운이 있을 때 파뿌리를 달여 먹으면 효과가 있다. 몸을 따뜻하게 하며 위장의 기능을 도와주기 때문. 파는 특히 소화 기능이 약한 소음인에게 좋은 식품인데, 소화액 분비를 촉진해 입맛을 돋우며 소화 기능을 향상시킨다. 여름철 무더위와 지나친 땀으로 인해 체력이 떨어질 때 파 요리를 즐겨 먹으면 좋고, 소음인과 잘 어울리는 닭고기와 같이 요리하면 닭의 소화흡수가 훨씬 좋아진다.

또한 파는 혈액순환을 좋게 하고, 신경통과 신경쇠약에 효과가 있으며, 불면증의 치료 보조제로 쓰이기도 한다. 잠이 오지 않거나 흥분이 가라앉지 않을 때 파를 고아 마시거나 생파를 된장에 찍어 먹으면 효과적이다. 파는 생선에 기생하는 독을 해독하며 생선이나 고기의 비린내를 중화하는 작용도 뛰어나 생선이나 고기와 함께 요리하면 좋다.

이렇게 만들어 드시면 좋겠습니다

●**달인 물로…** 파뿌리를 달인 물은 초기 감기를 치료하는 데 효험이 있다. 파의 뿌리 부분을 잘라서 깨끗하게 손질해 씻은 뒤 물을 넣고 달여서 마시거나 꿀을 넣고 함께 졸여 그 끈끈한 즙을 하루 두세 번, 한 번에 2큰술 정도씩 떠서 먹는다. 불면증이 심할 때는 대추와 파의 흰 부분을 넣고 달여서 마시는 것도 도움이 된다.

●**생으로…** 생으로 먹는 것도 효과적이다. 대파는 먹기에 부담스러우므로 실파를 준비해 깨끗하게 손질해 씻은 뒤 된장 등에 찍어 먹는다. 쌈 채소와 함께 먹으면 더 좋다. 음식에 송송 썬 파를 듬뿍 얹어 먹는 것도 좋다.

●**국으로…** 쇠고기나 닭고기 등과 궁합이 좋은 파는 국을 끓일 때 충분히 넣어서 섭취하는 것도 좋다. 국물 간을 세지 않게 해서 마시듯이 먹는 것이 좋은 방법. 국물을 낼 때 파의 뿌리 부분까지 함께 넣으면 고기의 잡내도 없애고, 구수한 맛이 살아나면서 영양도 한결 높아진다.

이렇게 고르셔야겠습니다

파는 흰색과 녹색의 경계선이 선명하게 구분된 것이 맛이 좋다. 줄기가 길고 단단해야 속이 꽉 차고 신선하다. 흙이 묻은 파는 상온에서 세워놓으면 싱싱하게 보존할 수 있으며, 씻은 것은 흰 부분과 잎 부분을 잘라 신문지로 싸서 냉장고에 보관한다.

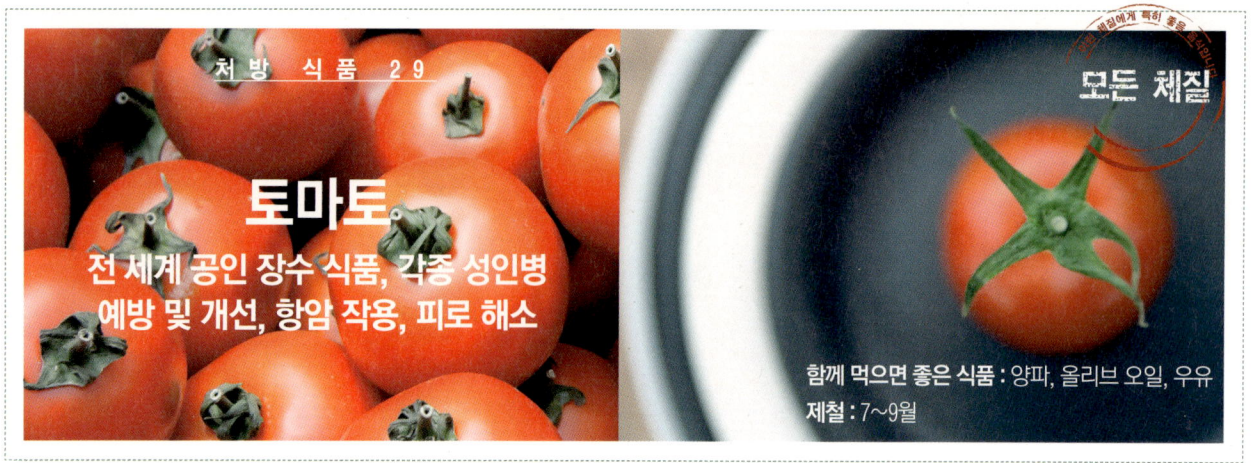

처방 식품 29

토마토
전 세계 공인 장수 식품, 각종 성인병 예방 및 개선, 항암 작용, 피로 해소

함께 먹으면 좋은 식품 : 양파, 올리브 오일, 우유
제철 : 7~9월

모든 체질

왜 좋은가부터 아셔야겠습니다

'토마토가 익어가면 의사들의 얼굴이 파랗게 질린다'라는 외국 속담이 있을 만큼 건강에 좋은 채소 토마토. 〈타임〉지로부터 10대 건강식품 중 하나로 선정되었고, 각종 건강 프로그램들에서 최고의 장수식품으로 손꼽으면서 토마토에 대한 대중의 애정이 갈수록 높아지고 있다.

예부터 토마토는 고혈압 치료제로 쓰였으며 지금도 고혈압, 당뇨병, 신장병 등 만성질환 개선에 효과가 있는 식품으로 많이 활용되고 있다. 토마토에는 특수 비타민과 미네랄, 식물성 활성 영양소들이 다량 함유되어 있다. 라이코펜, 비타민 P, 비타민 H, 셀레늄이 대표적인 성분. 특히 항암 효과로 주목받는 라이코펜은 암을 일으키는 주성분인 활성산소를 막아주는 유용한 성분이다.

빨간색의 라이코펜은 토마토의 주요 색소 성분으로, 강력한 항산화 작용을 한다. 특히 익혀서 먹으면 라이코펜을 쉽게 섭취할 수 있는데 약간의 식물성 오일을 첨가하면 소화흡수가 더 잘 된다. 심장 질환에도 유효하다.

이외에도 토마토는 비타민 $B_1 \cdot B_2 \cdot C$가 풍부해 세포를 튼튼하게 한다. 토마토에는 새콤달콤한 맛을 내는 구연산도 풍부해서 입맛이 떨어질 때 식욕을 높이고, 피로를 해소하며 환절기 영양 보충에 도움이 되는 천연 식욕 촉진제이기도 하다.

갱년기 여자들이 먹으면 좋은 식품으로도 알려져 있는데 바로 골다공증을 막아주는 비타민 K 덕분. 토마토에 들어 있는 식이 섬유는 대장의 운동을 원활히 해 변비를 없애고, 혈액 중의 콜레스테롤 수치를 낮춰 비만을 예방한다. 또한 체내의 수분량을 조절해 과식을 억제할 뿐 아니라 부종을 완화한다.

토마토의 비타민 H는 피부 트러블에 효과적이며, 비타민 C와 상승효과를 내 피부 탄력에 영향을 주는 콜라겐의 생성을 촉진한다. 대표적인 항산화 미네랄인 셀레늄도 풍부하여 노화 예방, 면역력 강화 효과도 볼 수 있다. 그 때문에 토마토를 장기간 섭취하면 피부가 깨끗해지고 탄력을 유지할 수 있다.

또한 토마토는 절단면이 건강한 폐 모양을 닮았는데 그래서인지 호흡기계 질환에도 좋은 식품이다. 토마토에 풍부한 비타민 A는 시각적 인지 기능, 점막세포와 상피세포의 증식 기능, 면역 기능을 높이는 것은 물론 폐 등의 호흡기계와 시력 강화에도 도움을 준다.

매일 아침 공복에 신선한 토마토를 1~2개씩 2주 정도 계속해서 먹으면 서서히 그 효과를 볼 수 있다. 항암이나 심장병 예방 등의 효과를 얻으려면 익혀 먹는 것이 좋은 방법. 특히 토마토를 익혀 으깬 뒤 올리브 오일이나 우유를 첨가하면 몸에서 흡수력이 9배나 좋아져서 토마토의 영양을 극대화할 수 있다.

이렇게 만들어 드시면 좋겠습니다

토마토수박주스 토마토 1~2개, 수박 약간

1 적당한 크기로 썬 토마토와 수박을 믹서에 넣고 곱게 간다. 이것을 마시면 갈증 해소도 되고 몸에 열이 나는 증상도 가라앉는다.

2 만약 몸이 냉한 사람이 당뇨병에 걸린 경우라면 이렇게 갈아낸 주스를 냄비에 넣어 데워서 마시면 좋다.

토마토리소토 토마토 4개, 불린 쌀·물 2컵씩, 채 썬 마늘 1큰술, 올리브 오일 2큰술, 당근·옥수수·파·소금 약간씩

1 토마토는 껍질을 벗긴 후 다진다.
2 마늘은 편으로 썰어 올리브 오일을 두른 냄비에 넣고 향이 나도록 볶는다.
3 마늘이 향이 나도록 잘 볶아졌을 때 불린 쌀을 넣고 함께 볶는다.
4 쌀에서 끈기가 느껴질 때까지 볶다가 물을 넣고 ①의 다진 토마토를 넣은 뒤 뚜껑을 열어둔 채 끓인다.
5 10분쯤 끓이다가 불을 약하게 한 뒤 당근과 옥수수, 파 등을 잘게 다져 넣고 뜸을 약간 들여서 완성한다.

토마토수프 쇠고기 200g, 방울토마토 10개, 양파·감자 1개씩, 양송이 5개, 브로콜리 ½개, 토마토소스 ½컵, 토마토 페이스트 2큰술, 월계수 잎 2장, 마늘 2쪽, 마카로니·소금·후춧가루 약간씩, 물 적당량

1 고기는 깍둑썰기 하고, 양파와 감자, 양송이 등도 같은 크기로 썰어 냄비에 볶는다. 물을 자작하게 넣고 끓이다가 토마토소스, 토마토 페이스트, 월계수 잎, 마늘, 마카로니, 소금과 후춧가루를 넣고 끓인다.
2 방울토마토는 십자로 칼집을 낸 뒤 끓는 물에 데쳐서 껍질을 벗겨 넣고, 브로콜리는 한입 크기로 썰어 넣어 좀 더 끓인다.
3 소금으로 간을 맞춘 뒤 그릇에 담아낸다.

이렇게 고르셔야겠습니다

토마토의 제철은 7~9월. 비닐하우스에서 재배한 토마토가 70%의 비타민 C를 함유하고 있다면, 뜨거운 햇빛을 충분히 받고 자란 토마토의 비타민 C는 100%이다. 토마토는 색이 빨갛게 무르익을수록 좋다. 일단 껍질에 탄력이 있고, 외관상 묵직해 보이는 것을 선택한다. 잘 익은 토마토일수록 영양가가 높기 때문. 같은 양이라면 방울토마토를 선택하는 것이 철분, 칼륨, 아연 등의 미네랄과 비타민 A(2배 이상), 식물성 섬유소를 더 많이 섭취할 수 있다.

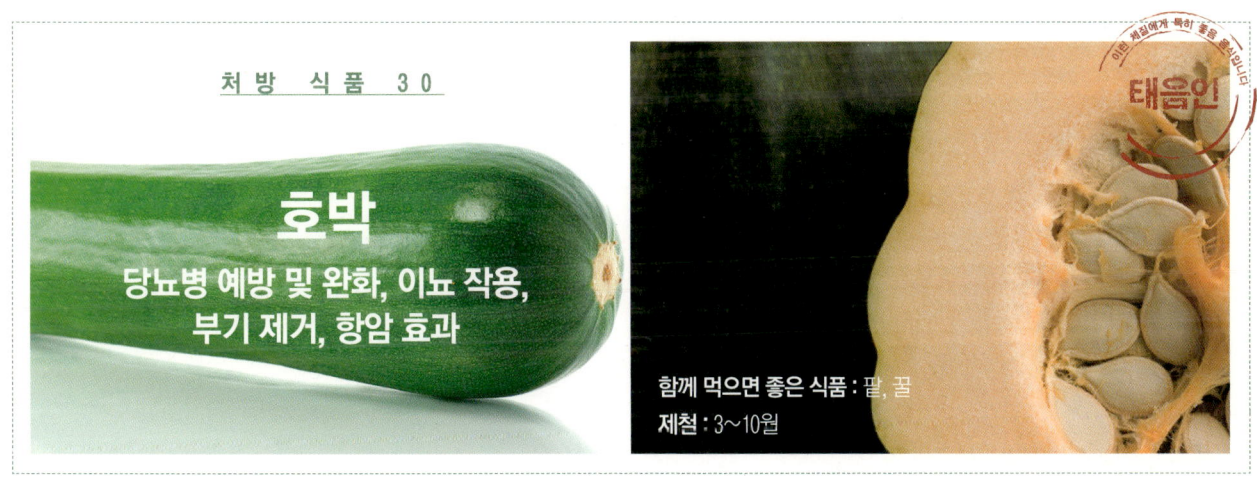

처방 식품 30

호박
당뇨병 예방 및 완화, 이뇨 작용, 부기 제거, 항암 효과

함께 먹으면 좋은 식품 : 팥, 꿀
제철 : 3~10월

왜 좋은가부터 아셔야겠습니다

제철을 맞아 곱게 익은 호박은 그 어떤 보약보다 든든한 식품이다. 호박은 버릴 것이 하나도 없다는 게 특징. 잎은 쌈을 싸 먹고, 씨는 말려서 술안주나 간식으로 즐겨 먹는다. 호박의 종류는 크게 세 가지로 나눌 수 있다. 흔히 반찬으로 많이 쓰이는 애호박, 산후에 부기를 빼는 데 효과가 있다고 알려진 늙은호박, 수프와 샐러드 등 서양 요리에 두루 쓰이는 단호박이 그것. 종류에 상관없이 모두 영양 성분이 뛰어나다.

호박은 당질이 풍부하며 비타민 $A \cdot B_1 \cdot B_2 \cdot C$ 그리고 칼슘과 철분이 풍부하게 함유되어 있다. 특히 호박의 당분은 소화 흡수가 잘 되고 체내에 있는 주요 영양소의 기능을 촉진하기 때문에 위장이 약하고 마른 사람에게 보약 같은 역할을 한다. 또한 호박에는 인슐린 분비를 도와주는 성분이 있기 때문에 당뇨병 치료식으로 호박만큼 좋은 게 없다. 당뇨병으로 인한 부기를 내리는 데도 효과적인 것은 물론이다. 호박을 삶아 그 물을 마시면 몸에 부기가 빠지고, 소변을 시원스럽게 볼 수 있는데 이것은 호박의 이뇨 작용이 탁월하기 때문이다.

호박의 비타민 A는 부기로 인해 약해진 피부 점막을 튼튼하게

하고, 식물성 섬유인 펙틴 성분은 이뇨 작용을 도와 부기를 가라앉힌다. 출산 후 부기를 빼는 데도 효과적이라는 것은 누구나 아는 사실. 단, 태음인 이외의 체질은 효과가 태음인 만큼 크지는 않다.

비타민 A가 풍부한 만큼 호박은 감기에 대한 저항력도 길러준다. 동지에 호박을 먹는 것도 이 때문이다. 몸을 따뜻하게 하므로 냉증이 있는 사람에게도 아주 좋다. 호박은 한여름 무더위 뙤약볕에 노출되어 있어도 죽지 않는다. 이는 호박에 있는 카로틴 성분 때문이다. 카로틴이 풍부하게 들어 있는 진한 황색 호박(늙은호박)은 폐암, 식도암, 위암, 방광암 등 다양한 발암 물질의 활성화를 억제한다. 단, 호박은 소화되는 시간이 늦기 때문에 배 속에 가스가 잘 차는 사람은 피하는 것이 좋다.

단호박과 잘 어울리는 짝꿍은 팥이다. 팥에 있는 섬유소는 장을 자극해 변비에 좋지만 위장이 약할 경우에는 가스가 생기기 쉬운 것이 흠. 이런 팥의 단점을 보완하는 것이 바로 단호박이다. 위장이 약한 사람에게도 부담이 없을 정도로 소화흡수가 잘 되며, 혈액순환에도 좋아 팥을 섭취할 때의 문제점을 해결할 수 있다. 따라서 죽을 끓일 때나 떡을 만들 때 같이 이용하면 좋다.

단호박 속에 들어 있는 호박씨를 버리지 않고 잘 말려두었다가 영양식으로 이용하는 것도 좋다. 호박씨에는 질 좋은 불포화지방산이 들어 있는데 이것이 혈액 중 콜레스테롤을 낮추고 혈액순환을 도와 고혈압이나 노화 예방에 효과적이다. 또한 간장의 작용을 돕는 메티오닌 등이 들어 있어 장수 식품 및 건강식품으로도 주목받고 있다.

젖이 잘 나오지 않는 산모에게도 권할 만하다. 프라이팬에 호박씨를 살짝 볶아서 가운데를 갈라 먹거나 호박씨 달인 물을 하루 3회 이상 복용하면 젖이 잘 나온다. 호박씨는 기침에도 매우 잘 듣는 것으로 알려져 있다. 호박씨를 구워서 설탕이나 꿀과 섞어 먹으면 좋다.

이렇게 고르셔야겠습니다

호박 중에서도 단호박은 표면이 깨끗하고 균일하게 둥글며, 바닥 쪽이 약간 노란 것을 선택하면 맛있다. 껍질은 단단하고 두꺼우며 멍이나 흠집이 없어야 한다. 호박을 두드려보았을 때 속에서 빈 소리가 나는 것도 맛있는 호박. 잘라놓은 호박을 살 경우에는 호박 속이 진한 황색이고 촉촉하며 씨가 차 있는 것이 좋다. 사용하고 남은 호박은 속을 파내어 지퍼 백에 담아 냉장 보관한다.

이렇게 만들어 드시면 좋겠습니다

단호박수프 단호박 150g, 양파 ¼개, 육수 50㎖, 우유 3큰술, 버터 1작은술, 소금 약간

1 단호박은 씨와 껍질을 제거한 후 3cm 폭으로 썬다.
2 양파는 찬물에 담가 매운맛을 제거한 후 곱게 채 썬다.
3 김이 오른 찜통에 단호박을 넣고 찐다.
4 냄비에 버터를 두른 후 채 썬 양파를 넣고 타지 않게 약한 불에 볶는다.
5 찐 단호박, 볶은 양파, 육수를 믹서에 넣고 곱게 간다.
6 냄비에 ⑤와 우유를 넣고 저으면서 수프가 되직해질 때까지 끓인다. 소금으로 간을 맞춘다.

호박떡 말린 단호박 ½개, 쌀가루 3컵, 밤 4개, 설탕 4큰술, 소금 ½작은술, 물 2큰술

1 쌀가루에 소금을 넣고 분량의 물을 뿌려 손으로 비벼 섞은 다음 고운 체에 내린다.
2 단호박은 살짝 쪄서 부드럽게 준비하고, 밤은 까놓는다.
3 단호박과 밤, 설탕을 ①의 쌀가루에 넣고 섞는다.
4 김이 오른 찜통에 베 보자기를 깔고 ③을 판판하게 뿌려 넣는다.
5 베 보자기를 덮고 뚜껑을 덮어 30분 정도 찐다.

호박잼 단호박 700g, 흑설탕 600g, 바닐라 에센스 1작은술, 소금 약간

1 단호박은 껍질과 씨를 제거하고 깍둑썰기 해서 찜통에 찐다.
2 큰 냄비에 알맞게 찐 호박과 흑설탕을 넣고 되직하게 조린다.
3 ②의 호박잼이 끓기 시작하면 바닐라 에센스와 소금을 넣는다.
4 알맞게 조린 잼은 뜨거울 때 병에 담아 잼이 완전히 식으면 냉장 보관한다. 찬물에 잼을 한 방울 떨어뜨려보아 퍼지지 않고 그대로 가라앉으면 적당한 상태.

PLUS TIP 5 　　　　　　　　　　　알아 두면 득이 되는 견과류 정보

잣 필수아미노산이 많이 함유되어 신경 조직을 발달시키고 뇌세포 형성을 촉진해 두뇌 발달에도 도움을 준다. 비타민 B군이 풍부한데다 호두나 땅콩 같은 견과류보다 철분이 많아 빈혈에 좋다. 몸이 허약한 사람, 어린이와 노인에게 좋고, 병후 회복식으로도 좋다. 또한 건조한 피부, 잦은 마른기침, 습관성 변비 등에 고루 효능을 발휘한다. 단, 100g당 665kcal의 고열량 식품이라 과다 섭취는 비만을 유발할 수 있으므로 하루 10알 이상 먹지 않도록 한다. 변이 무르고 설사가 잦거나 복통, 소화불량이 빈번한 사람도 주의하는 것이 좋다.

호두 뇌처럼 생긴 호두는 두뇌 발달에 좋은 견과류로 불포화지방산이 많고 소화가 잘 되는 식품. 호두의 불포화지방산은 많이 섭취하더라도 비만을 초래하지 않으며 오히려 몸에 쌓인 노폐물을 씻어내는 작용을 한다. 혈관 속 콜레스테롤의 산화를 막아 성인병을 예방하는 역할도 한다. 이외에도 호두에 들어 있는 9종류의 필수아미노산은 인체의 성장과 발달에 필요하면서 반드시 음식으로 섭취해야 하는 종류의 단백질이라 성장기에 많이 먹으면 좋다. 특히 육식을 멀리하는 사람이라면 호두를 단백질 대용 식품으로 활용해도 좋을 정도로 양질의 단백질이 풍부하다.

밤 당질, 단백질, 지방질, 비타민, 미네랄 등 5대 영양소가 균형 있게 들어 있는 건강식품. 특히 소화가 잘 되는 양질의 당분이 들어 있고, 위장 기능을 강화하는 효소가 풍부해 배탈이 나거나 설사가 심할 때 군밤을 먹으면 낫는다고 한다. 영양가가 높아서 먹으면 속이 든든해지고, 위장이 튼튼해지며, 원기가 강화된다고 예로부터 알려져왔다. 소화가 잘 되는 식품이라 병후 회복식으로 좋고, 발육이 늦은 아이에게 이유식으로 주면 살이 오르며, 몸이 쇠약한 사람이나 밥맛을 잃은 사람의 식욕을 돌려주고 혈색을 좋게 한다고도 알려진다. 특히 비타민 C 성분이 풍부해 피부 미용, 피로 해소, 감기 예방 등에 효험이 있는데, 껍질이 두꺼워 삶거나 구워도 비타민이 잘 파괴되지 않는다. 생밤을 술안주로 먹으면 술이 잘 취하지 않고 숙취가 없을 정도다.

은행 몸에 좋은 성분이 꽉 찬 견과류. 정력 강화에 좋을 뿐 아니라 기관지의 점액 분비 기능을 개선하는 효과가 있다. 혈관 확장 작용을 해 기침, 가래, 천식, 결핵 등의 기관지 및 호흡기 질환에 효험이 있는 것으로 알려진다. 또한 항균 작용도 뛰어나 대하증 같은 여성 생식기 질병에 좋고, 오줌의 빛깔이 뿌옇고 걸쭉한 백탁 현상이나 빈뇨증, 야뇨증 치료에도 도움이 된다. 기름 없이 볶은 은행을 하루 5알씩 꾸준히 장복하면 몸의 기운을 향상시켜 고혈압 및 혈액순환 장애로 오는 성인병을 예방하는 효과가 있다.

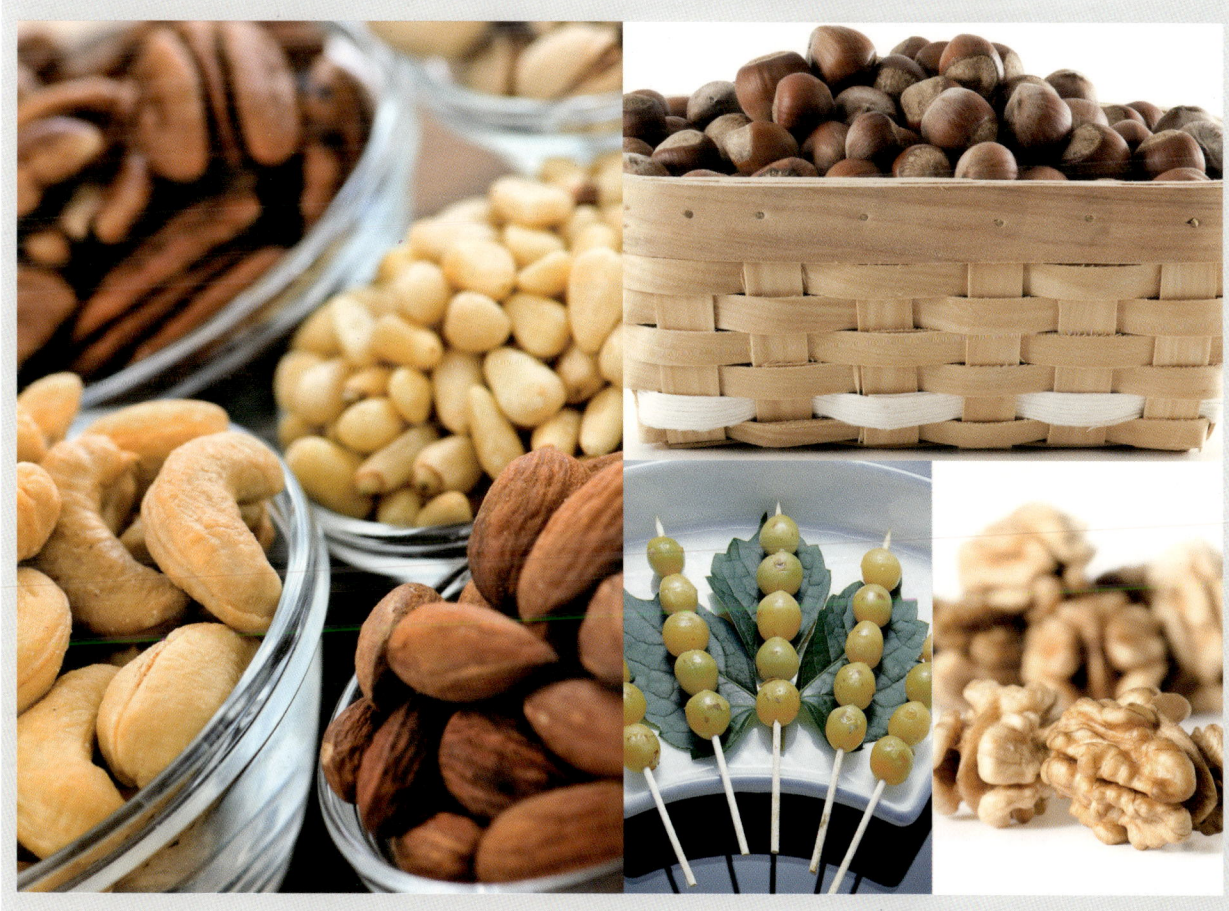

PLUS TIP 6 맛있게, 건강하게! 흔히 먹는 과일의 영양과 효능

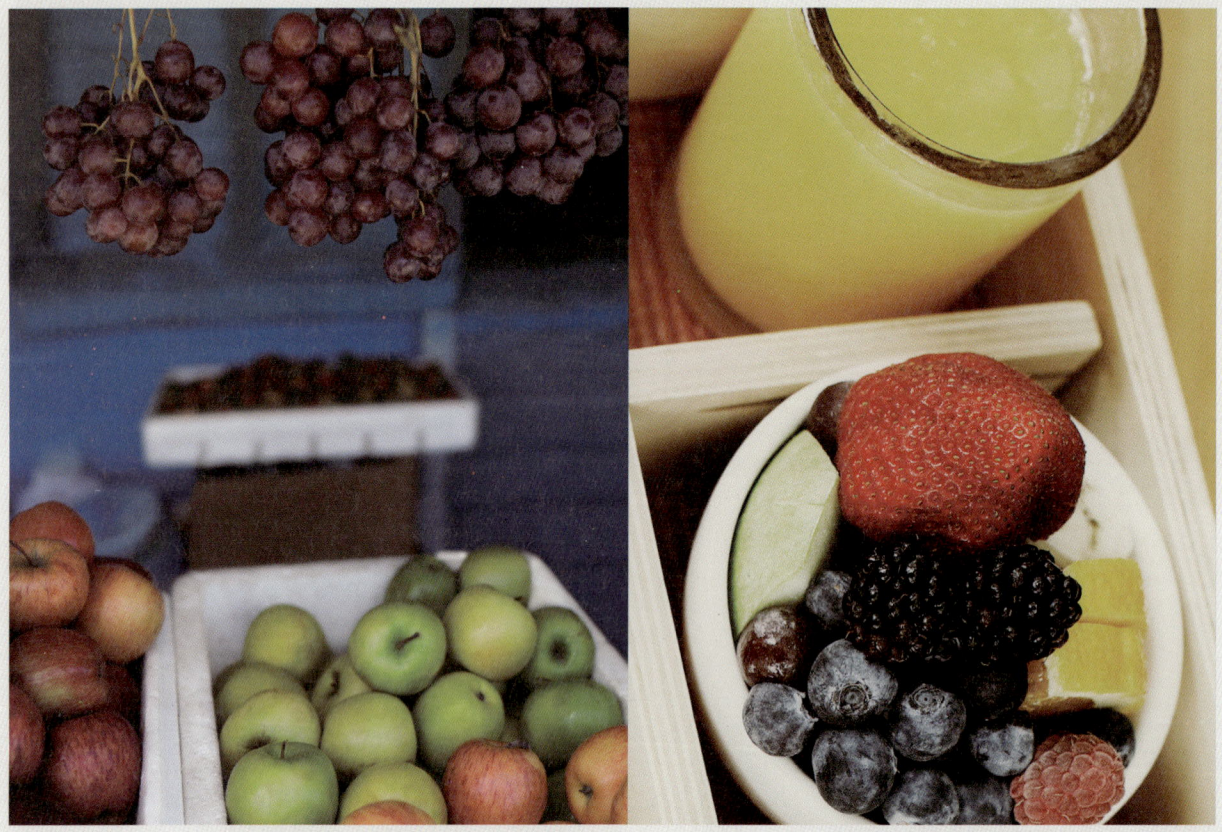

사과 각종 비타민과 무기질, 탄수화물이 풍부한 사과. 특히 사과 속 유기산은 몸 안에 쌓인 피로 물질을 제거하는 효과가 있다. 사과즙은 소화를 촉진하는 효과가 있으며 급성장염이나 고혈압, 두통 등이 있을 때 마셔도 효과가 있고, 회복기의 환자에게도 좋다.
특히 사과 속의 펙틴은 장운동을 자극하고, 장에 젤리 모양의 벽을 만들어 유독성 물질의 체내 흡수를 막으며, 장속 이상 발효를 방지하기 때문에 변비에도 효과적이다. 소금을 너무 많이 섭취해서 생긴 고혈압에는 칼륨과 나트륨의 평형을 이루는 사과가 좋은 작용을 하여 혈압을 낮춰준다.

감 목이 부어서 아프거나 갈증이 있을 때 잘 익어 말랑말랑해진 홍시를 먹으면 좋고, 위가 약해서 소화가 잘 안 되는 증세에도 곶감을 먹는 것이 좋다고 알려진다. 단감에는 야맹증에 도움이 되는 비타민 A가 홍시보다 3배 정도 많이 들어 있는 반면, 홍시에는 비타민 C가 단감보다 5배 많이 들어 있다. 또한 곶감은 수분이 증발하면서 각종 성분이 농축되어 홍시나 단감보다 영양이 3~4배 이상 높으며 심한 딸꾹질이나 위장염, 대장염에도 효능이 있다. 감에 들어 있는 비타민 C는 열이나 물, 공기 등에 노출되어도 쉽게 파괴되지 않아 더욱 효과적이다. 알코올의 산화 분해를 도와주는 과당과 비타민 C 덕분에 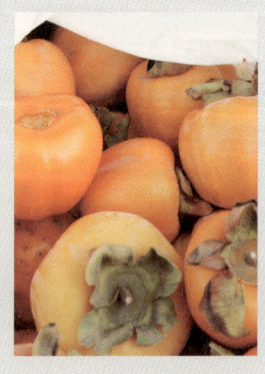 숙취를 해결하는 데도 안성맞춤이다.
감의 떫은맛을 내는 성분인 타닌은 강한 수렴 작용을 해 설사를 멎게 하고, 위궤양의 증상을 완화시키는데 이런 수렴 작용을 화상에도 활용할 수 있다. 가벼운 화상일 경우 떫은 감을 으깨어 환부에 듬뿍 바르고, 그 위에 붕대를 감으면 곧 낫는다. 단, 감은 찬 음식에 속하므로 위가 약한 사람은 많이 먹지 않는 것이 좋은데, 차로 먹거나 죽으로 먹으면 괜찮다. 또 빈혈이나 저혈압인 사람에게도 감이 좋지 않은데 이것은 감의 타닌이 철분과 결합하여 철분의 흡수를 방해하기 때문이다.

배 마그네슘, 나트륨, 인, 젖산 등 우리 몸에 꼭 필요한 성분이 들어 있는 강한 알칼리성 식품이다. 배에 많이 들어 있는 펙틴은 혈중 콜레스테롤 수치를 낮춰 혈액을 중성으로 유지시킨다. 과일 자체의 수분이 풍부해 이뇨 효과가 뛰어나고, 변비를 예방하며, 열을 내리는 역할도 한다. 숙취 해소와 기침·천식 완화에도 효과가 있으며 맛이 달착지근하고 어떤 음식과도 조화를 잘 이뤄 각종 요리에 활용된다. 감기 때문에 목이 부은 사람은 그냥 갈아 먹기만 해도 좋다. 목감기나 천식, 가래 등을 완화하는 데 효과가 있다.

포도 미네랄과 각종 비타민, 칼슘, 철분 등의 성분이 혈액순환을 좋게 하고 피로한 몸과 마음을 편안하게 해준다. 포도는 한 송이가 300kcal 정도 될 만큼 열량이 높은데, 포도당은 위에서 분해될 필요 없이 장에서 바로 흡수되므로 몸이 피로할 때 포도를 먹으면 피로 해소가 빨라진다.
포도 유기산은 특유의 신맛으로 식욕을 돋우고, 식이섬유가 풍부해 변비 예방은 물론 고혈증 콜레스테롤을 낮추는 데 효과적이다. 포도는 껍질과 씨까지 모두 먹어야 몸에 좋은데, 과육과 껍질에는 폴리페놀이라고 알려진 산화 방지제가 다량 함유되어 있다. 바로 이 성분이 혈중 콜레스테롤을 낮추고 고혈압, 심장병과 각종 성인병을 예방하는 것. 이 성분은 다른 과일이나 채소에도 들어 있지만 포도에 함유된 것만이 심장병 예방에 직접적인 효과가 있다는 주장도 있다. 포도씨에도 영양분이 많으므로 씨까지 꼭꼭 씹어 먹는 것도 좋다.

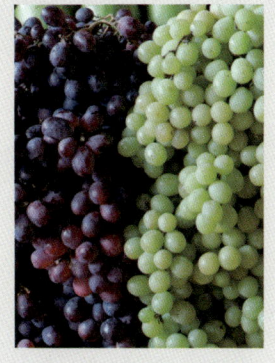

귤 2개만 먹으면 하루치 비타민을 모두 섭취할 수 있다는 귤. 주요 성분인 비타민 C가 잇몸이나 혈관을 튼튼하게 하고, 추위에 견딜 수 있도록 신진대사를 원활히 하여 체온이 내려가는 것을 막아준다. 또한 피부와 점막을 튼튼하게 하고, 영양 흡수율도 높여 감기 예방에 효과적인 과일이다. 소화 장애가 있을 때 소화를 도와주며, 토하거나 설사를 할 때 치료제가 되기도 한다. 귤의 각종 영양분은 정신적 스트레스를 완화하는 것뿐만 아니라 피로를 풀고 성욕을 불러일으키기도 하는 사랑의 과일. 피로 해소에 특히 효과가 있는 구연산이 많이 들어 있어 신진대사를 활발하게 한다. 몸속 콜레스테롤을 씻어내고, 동맥경화를 예방하며, 혈압을 안정시키는 작용도 뛰어나다. 귤껍질은 과육보다 비타민 C가 4배나 더 들어 있는 영양 저장고다. 비타민 C와 구연산은 물론, 모세혈관 강화 작용을 하는 비타민 P도 들어 있다. 한방에서는 귤껍질 말린 것을 '진피'라 하는데, 가래·기침·감기 등에 효과가 있으며, 위와 배가 더부룩하며 식욕이 없고 트림과 구역질이 나면서 소화가 안 되는 증상에 효험이 있다고 말한다.

수박 칼로리 함량은 낮으면서 비타민과 칼륨이 풍부한 과일. 다이어트는 물론 수분이 풍부해 이뇨 작용을 돕는다. 시원하게 먹으면 산성 체질로 바뀌기 쉬운 여름을 활기차게 나도록 돕는 활력 강화 알칼리성 식품이기도 하다. 과육뿐 아니라 검은 수박씨는 배앓이가 잦은 아이에게 먹이면 좋다. 단백질, 칼슘, 무기질이 많아 성장과 발육에도 도움이 된다. 지방유, 전분, 포도당, 효소가 풍부한 수박씨는 폐를 맑게 하며, 가래를 없애고, 장을 튼튼하게 해 변비에도 효과가 있다. 수박씨 중 쿠쿠르비타신 성분은 구충 작용을 한다. 뿐만 아니라 수박 껍질을 끓인 물이니 수빅즙을 먹으면 몸이 쉽게 붓거나 오줌이 잦은 사람에게 좋다.

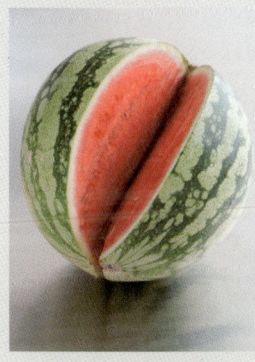

복숭아 식욕을 돋우고 피로 해소에 좋은 식품으로 알려지는데 한방에서는 복숭아의 과육을 먹으면 어혈을 풀고 장운동을 활발하게 하여 변비를 없애준다고 본다. 또한 밤에 식은땀을 흘리는 허약 체질에 좋고, 담배의 니코틴 제거에도 효능이 있다고 하므로 애연가들에게 권장할 만하다.

복숭아씨는 '도인(挑仁)'이라고 하여 폐 질환, 월경불순 및 월경통에 이용하고 있다. 복숭아씨의 알맹이를 물에 삶아 그 즙을 멥쌀과 함께 죽을 끓이면 '도인죽'이 되는데 이것을 매일 먹으면 기침, 가슴과 배의 통증, 천식, 가슴과 배 사이가 답답하고 막히는 증상에 효험이 있다고 한다. 가루를 내어 한 번에 3~5g씩 물과 함께 삼켜도 좋다. 말린 복숭아꽃은 이뇨, 변비 등에 사용한다. 민간요법에서는 생선으로 인한 식중독에 신선한 복숭아를 껍질째 먹으면 해독이 된다고 알려진다. 단, 장어와 복숭아는 상극이라 장어를 먹은 후에 복숭아를 먹으면 배탈이 나기 쉽다.

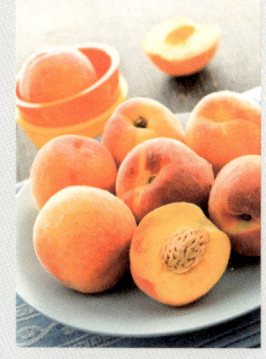

자두 과일 중에 미네랄이 가장 많은 것으로 알려져 있어 임산부는 물론 아이들에게도 좋다. 특히 아스파라긴산이 많아 천연 간장약이라고 부를 만하며, 예부터 간이 나쁜 사람에게 효험이 있는 것으로 전해진다. 변비에도 효과가 좋은 고칼륨, 저나트륨 식품이라 다이어트를 하는 사람에게도 도움이 된다. 빈혈을 예방하고, 피로 해소와 속 쓰림에 효과적이다. 단, 닭이나 오리고기와 함께 먹으면 알레르기 반응을 일으킬 수 있으므로 주의할 것.

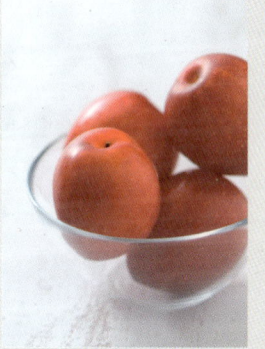

자두 씨의 껍질을 벗기고 속씨를 햇볕에 바짝 말린 후 갈아두면 다양하게 활용할 수 있다. 가루를 끓여 차로 마시면 속 쓰림을 달래주고, 얼굴의 부기를 내려준다. 잠이 안 올 때 자두차를 마시면 혈압이 안정되어 편안한 잠자리에 들 수 있다.

매실 매실은 시고 떫은맛이 강해 그냥 먹기는 쉽지 않지만 원액, 장아찌, 잼 등 다양한 저장식으로 이용 가능해 두고두고 먹을 수 있는 알칼리성 건강식품이다. 농축액이나 효소 등으로 민간요법에 많이 사용되며 한의학에서는 '오매'라 하여 만성 기침이나 만성 설사, 이질, 복통 치료에 쓰인다. 매실은 특히 구연산의 함량이 다른 과실에 비해 월등히 높다. 토종 매실의 구연산은 인체에 해를 끼치는 각종 박테리아의 활동과 번식력을 제어한다. 배탈이니 설사가 닐 때 매실 농축액을 먹으면 설사가 멎고 배앓이가 가라앉는 것도 이 덕분. 숙취 때문에 간이 지쳤을 때 체내의 독을 없애고 간장의 기능을 도와주어 피로 해소가 빨라진다. 또한 감기에 걸려 열이 많이 오를 때 매실 원액을 희석해 마시면 열이 내리고 흥분된 신경이 진정된다.

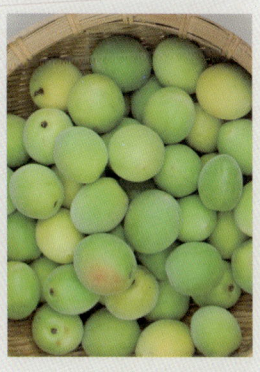

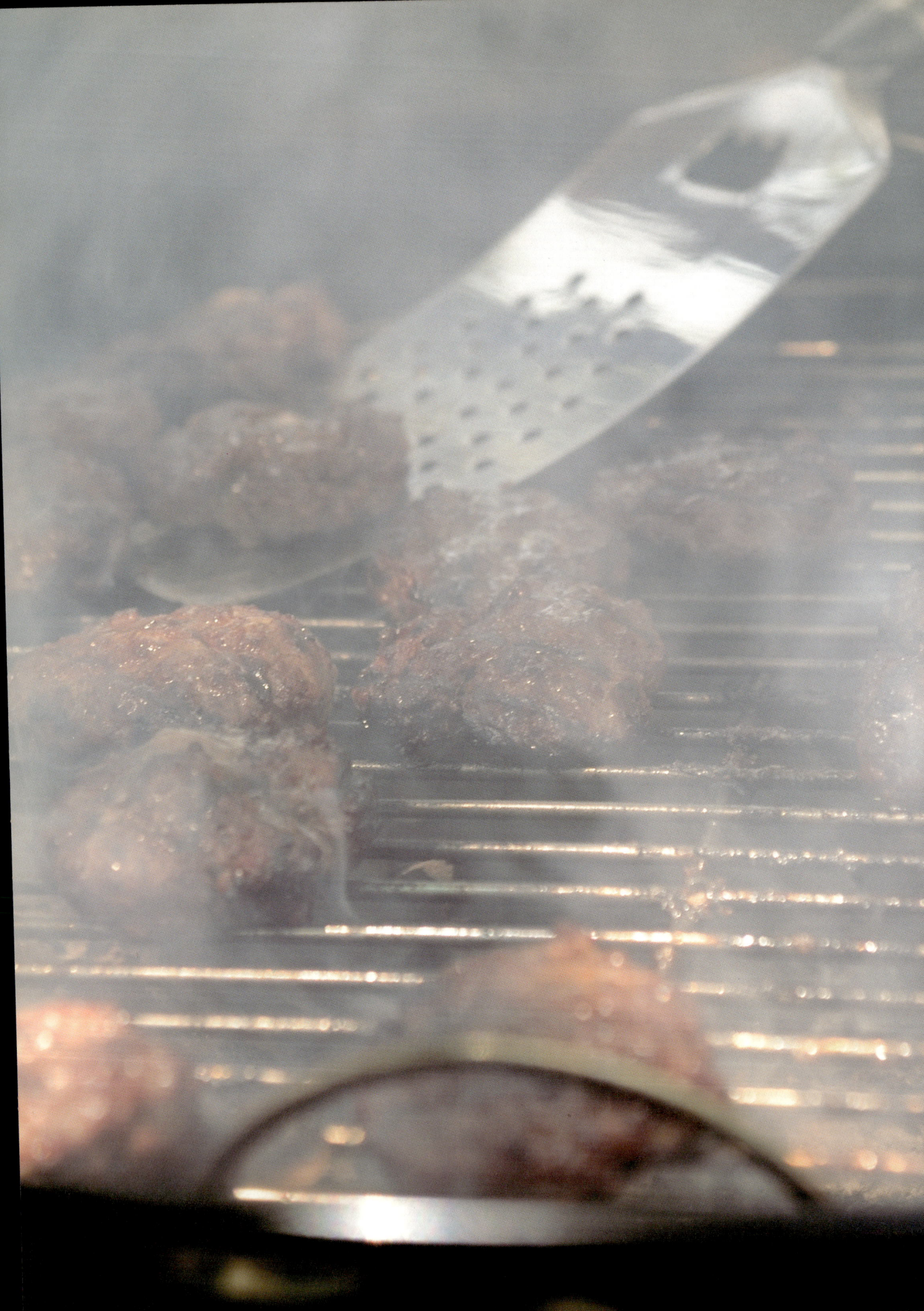

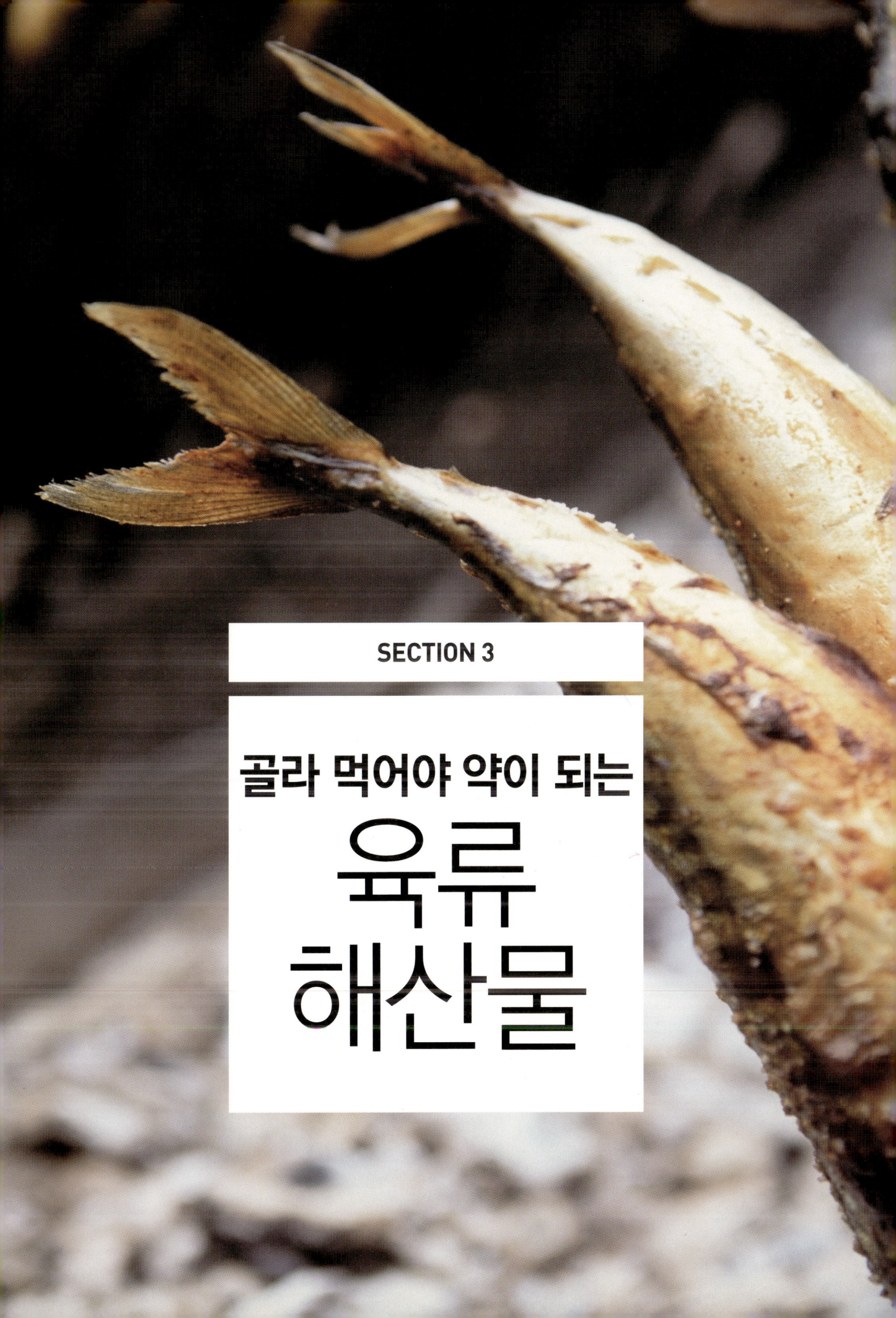

SECTION 3

골라 먹어야 약이 되는
육류
해산물

처방 식품 1

닭고기
원기 회복, 피부 미용, 감기 예방 및 치료, 다이어트

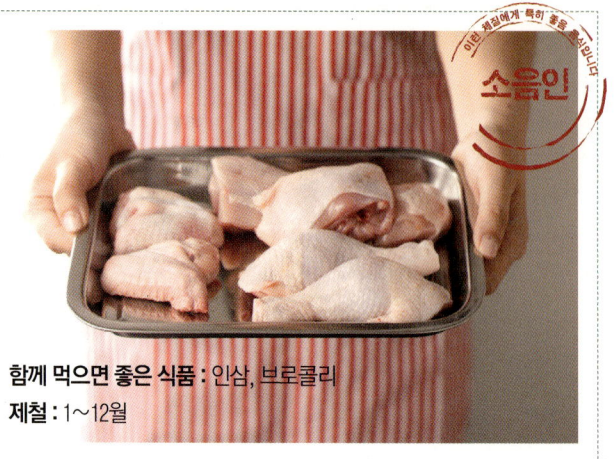

함께 먹으면 좋은 식품 : 인삼, 브로콜리
제철 : 1~12월

왜 좋은가부터 아셔야겠습니다

닭고기는 다른 고기와 다르게 근육과 지방이 분리되어 있고, 지방을 쉽게 제거할 수 있기 때문에 껍질을 벗기면 생선보다 지방 함량이 낮은 저지방 건강식품이다. '다이어트=닭가슴살'이라는 공식이 만들어졌을 만큼 날씬한 몸을 만드는 대표적인 음식으로 등극한 것도 바로 이런 이유 때문이다.

닭고기는 맛이 담백하고 소화흡수가 잘 되며 필수아미노산의 함량이 쇠고기보다 더 풍부하다. 고단백, 저지방, 저콜레스테롤 육류로 두뇌 성장을 돕는 역할은 물론, 몸을 유지하는 데 필수인 뼈대의 역할, 세포 조직의 생성, 각종 질병을 예방한다. 또한 필수아미노산이 풍부해 스트레스를 이겨내는 힘을 키워준다. 또한 닭고기에는 불포화지방산과 리놀레산이 함유되어 있어, 암 발생을 억제하는 것은 물론 동맥경화, 심장병 등의 예방에도 도움이 된다.

우리에게 복날이면 삼계탕을 끓여 먹는 오랜 풍습이 있는 것처럼, 서양에서도 닭고기는 원기 회복을 위한 중요한 식품으로 여겨져왔다. 『내 영혼의 닭고기 수프』라는 책 제목의 유래 역시 감기에 걸리면 할머니가 끓여주는 따뜻한 닭고기 수프를 먹고 이겨내는 서양의 전통에서 비롯된 것이다.

닭 뼈를 진하게 우려내어 만든 닭고기수프는 몸살감기 치료에 특효이며, 삼복더위로 식욕이 떨어지고 기력이 없어 자꾸만 늘어질 때 보신 식품으로 인기를 모으는 삼계탕은 훌륭한 스태미나식이다. 몸이 차고 추위를 많이 타며, 이유 없이 마르거나 식은땀을 많이 흘리는 경우에 섭취하면 좋다. 또한 쉽게 피로해지고 편식을 하며 집중력이 떨어지는 사람에게도 권할 만한 음식이다.

'닭 날개를 좋아하는 여자는 바람을 피운다'는 속설이 있는 것은 닭고기의 날개 부위에 듬뿍 들어 있는 콜라겐 성분 때문. 날개는 피부 미용 이외에도 골다공증을 예방하는 효과가 있다. 눈이 침침할 때는 닭 간을 먹으면 좋다.

이렇게 고르셔야겠습니다

닭고기는 연한 황색을 띠고 윤기가 흐르며 살이 많고 육질이 탄력적인 것이 좋다. 목이나 다리 잘린 곳이 누렇거나 적갈색인 것은 오래된 것이므로 피한다. 또한 살코기와 껍질 사이에 지방이 적당히 붙어 있는 것이 맛있다. 껍질에 주름이 잡혔거나 축 늘어진 것, 까칠하게 메말라 보이는 것은 피한다.

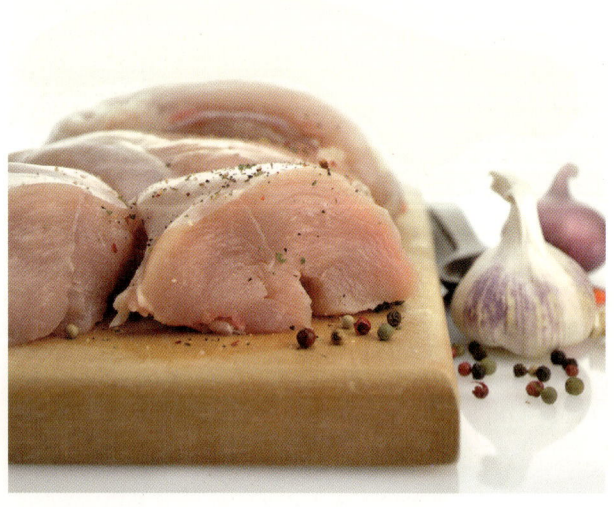

닭이 낳은 식품

달걀

해독, 자양 강장, 피로 해소

함께 먹으면 좋은 식품 : 호박, 굴 **제철 :** 1~12월

어떤 체질에게 특히 좋은 음식입니다

소음인

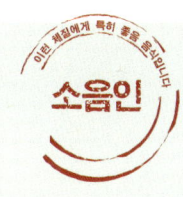

왜 좋은가부터 아셔야겠습니다 닭과 마찬가지로 달걀은 단백질을 비롯해 칼슘, 인, 철과 여러 가지 비타민이 골고루 들어 있는 완전식품이다. 단, 몸에 보약처럼 작용하는 달걀은 대량생산한 무정란이 아닌, 생명이 깃든 유정란이다.

달걀에는 평소 식사에서 부족하기 쉬운 필수아미노산인 리신, 트립토판 등 양질의 단백질이 풍부하다. 또 콩 단백질에는 없는 메티오닌 성분이 들어 있는데 이것은 간장의 해독 작용을 도와준다. 따라서 좋지 않은 음식물에 중독되었을 때 달걀을 먹으면 음식의 독을 풀어줄 수 있다고 한다.

달걀노른자에는 비타민 A · B_1 · B_2, 철분, 인이 들어 있고 흰자에는 동물성 단백질과 비타민 B_2가 풍부하다. 한때는 달걀에 콜레스테롤이 많아서 많이 먹으면 동맥경화에 걸리기 쉽다는 말이 있었으나 최근에는 노른자에 들어 있는 레시틴이 오히려 콜레스테롤 수치를 낮추는 작용을 한다는 연구 결과가 발표되기도 했다. 하루에 2개 정도 섭취하는 것이 적정량.

달걀은 영양가가 풍부하면서 소화흡수율도 높으므로 설사가 계속되어 체력을 잃었을 때 자양식으로도 좋은데, 식초를 조금 타서 프라이팬에 볶은 것을 공복에 먹으면 효과가 있다. 식초는 살균력이 강한 동시에 소화를 돕는 작용도 한다.

연설을 하기 전이나 노래하기 전에 목을 부드럽게 풀어주려는 목적으로 날달걀을 먹기도 하는데 실제로 달걀흰자는 목 안을 부드럽게 하고, 기침을 진정시키는 역할을 해 목을 풀어준다.

이렇게 고르셔야겠습니다 달걀은 만져보았을 때 까슬까슬한 느낌이 들고 손으로 들어보았을 때 묵직한 것이 신선한 것이다. 달걀은 산란 3~7일 사이가 가장 맛있다. 살짝 흔들어보았을 때 아무 소리도 나지 않는 것이 신선하다.

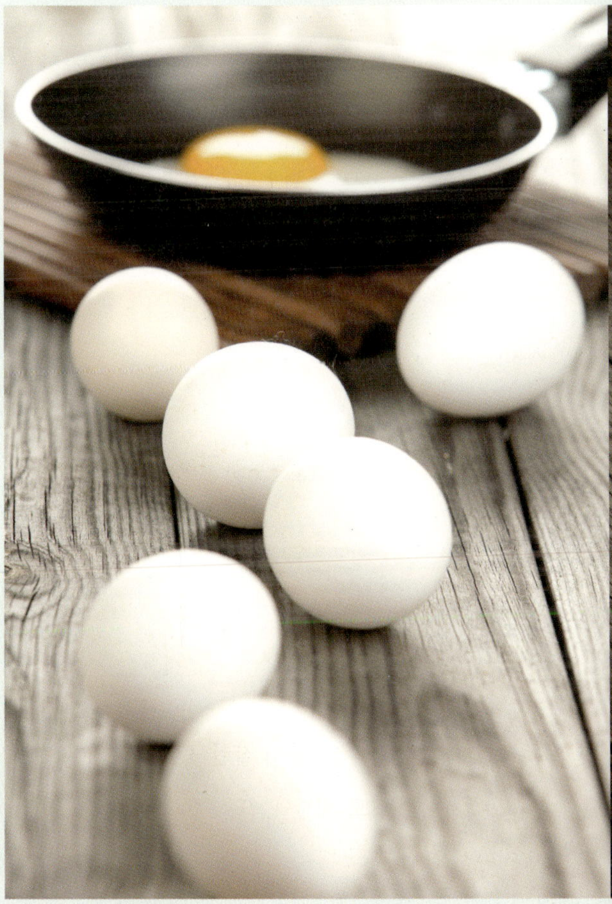

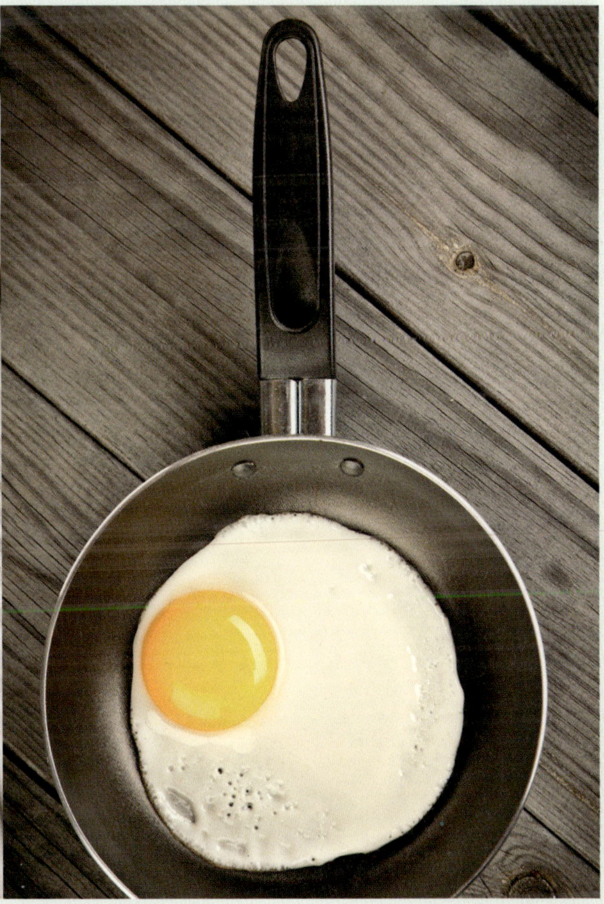

왜 좋은가부터 아셔야겠습니다

기계를 다루는 작업장에서 일하는 사람들이 기름때를 빼기 위해 돼지 삼겹살을 자주 먹는다는 말이 있는데 이것은 근거가 있는 이야기다. 돼지고기는 몸에 남아 있는 노폐물을 몸 밖으로 밀어내는 역할을 한다. 뿐만 아니라 몸에 활력을 더하는 비타민 B_1이 풍부하기 때문에 피로를 가시게 하는 것은 물론, 몸 속에 쌓이기 쉬운 중금속을 해독하는 작용까지 도맡아 한다.

이처럼 돼지고기는 우리 몸에 꼭 필요한 필수아미노산이 풍부하고, 비타민 B_1이 쇠고기보다 무려 10배나 더 들어 있어 피로하거나 몸이 축 늘어질 때 먹으면 힘이 붙는다. 또한 동맥의 콜레스테롤 축적을 막아 혈관을 튼튼하게 하고 각종 성인병과 뇌 질환을 예방한다. 당뇨병에 의해서 살이 빠지고 허약해졌을 때, 마른기침이나 변비에 시달릴 때 먹으면 치료 효과가 있는 식품으로도 인정받고 있다.

그런데 당나라 시대 한의서에는 "돼지고기를 오랫동안 먹으면 약을 먹더라도 약효가 잘 나타나지 않고 뇌졸중에 걸릴 수도 있으며 열병, 학질, 이질, 치질 등의 질병에 잘 걸린다"라고 기록되어 있기도 하다. 한약을 복용할 때 한의사들이 먹지 말라고 주의를 주는 음식 중 첫 번째가 대부분 돼지고기인 것도 이와 맥락을 같이한다. 한약을 먹을 때 돼지고기를 피하는 것은 돼지고기의 성질이 차고 해독 작용이 강해 한약의 효과가 떨어질 것을 염려하는 까닭이다.

또한 돼지고기는 잘 익혀 먹지 않으면 회충에 감염될 수 있고, 온도가 높고 습기가 많을 때는 쉽게 상한다는 점도 고려해야 한다. 그래서 '여름철의 돼지고기는 잘 먹어야 본전'이라는 말도 있을 정도. 앞서 말했듯이 찬 성질을 지닌 돼지고기는 몸에 열이 많은 사람에게 좋다.

쇠고기에 들기름이 그렇듯 돼지고기 요리에도 궁합이 맞는 식품을 곁들이는 것이 좋은데, 그중 표고버섯은 콜레스테롤의 피해도 줄이고 각종 성인병 예방에도 도움을 준다. 표고버섯에는 양질의 섬유질이 많아 콜레스테롤이 체내에 흡수되는 것을 억제하며 체내의 콜레스테롤을 떨어뜨리는 역할을 한다. 특별한 향미와 감칠맛이 있어 돼지고기 특유의 냄새를 제거하는 데도 효과적이다.

표고버섯 이외에 돼지고기와 곁들여 먹으면 좋은 것은 새우젓. 특히 돼지고기의 지방이 몸에 잘 맞지 않아 설사를 일으키는 것을 막아준다. 새우젓에는 강력한 지방 분해 효소인 리파아제가 들어 있어 기름진 돼지고기의 소화를 돕는다.

이렇게 고르셔야겠습니다

돼지고기는 붉은 기가 도는 분홍색으로 지방이 하얗고 단단하게 박혀 있는 것이 좋다. 고기 색이 붉고 짙은 것, 지방이 노랗게 된 것은 피한다. 삼겹살은 살 사이에 끼여 있는 기름이 하얗고 윤기가 나며 약간 끈끈해서 칼에 묻어나는 정도가 좋다. 살코기의 ¼ 정도가 비계인 것이 적당하다.

처 방 식 품 2

돼지고기
피로 해소, 중금속 해독, 당뇨로 인한 체중 저하 · 변비 개선

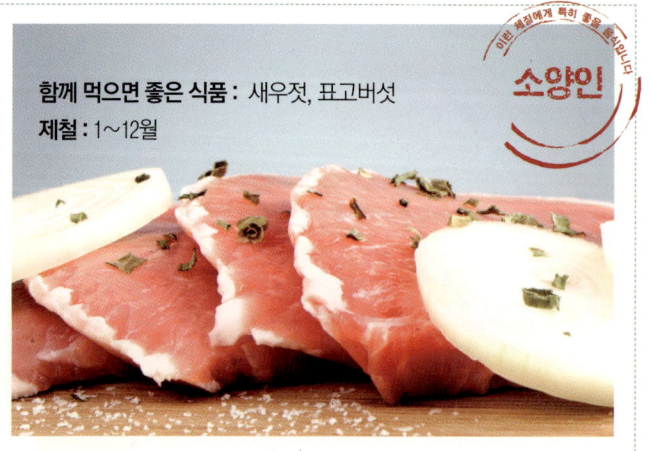

함께 먹으면 좋은 식품 : 새우젓, 표고버섯
제철 : 1~12월

소양인

처 방 식 품 3

쇠고기
근력 보호, 피로 해소

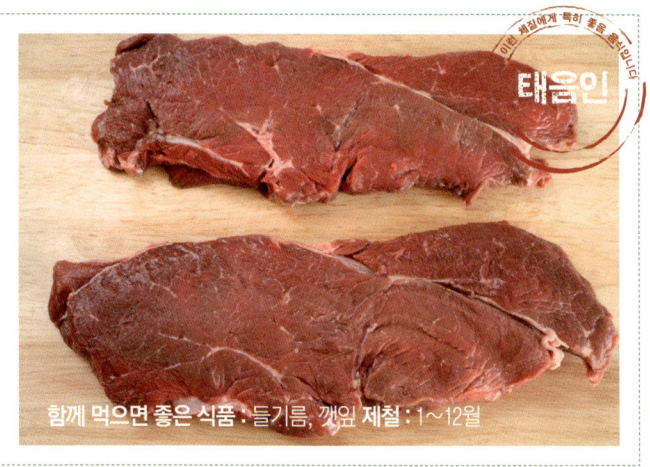

함께 먹으면 좋은 식품 : 들기름, 깻잎 제철 : 1~12월

왜 좋은가부터 아셔야겠습니다

어디 아픈 데는 없는데 자꾸만 졸리고 늘어지며 기력이 떨어질 때, 쇠고기는 체력을 끌어올리는 데 도움을 준다. 그래서 우리 조상은 임금님의 수라상에 빼놓지 않고 올렸을 정도로 예부터 쇠고기를 귀하게 여겼다.

돼지고기에 비해 쇠고기는 뼈와 꼬리까지 다양한 부위를 아껴 먹었다. 한의학에서는 쇠고기를 '성질이 따뜻하고 달며, 비위의 기운을 기르고, 구토와 설사를 그치게 하며, 소갈과 수종 해소에 효과가 있고, 근골과 허리 및 다리를 강하게 해주는 효과가 있다'고 본다.

쇠고기는 태음인에게 가장 좋은 식품이지만 체질에 맞게 채소와 양념 등을 더해서 조리해 먹으면 단백질 공급 보양식으로 손색이 없다. 쇠고기를 많이 먹으면 높은 콜레스테롤 때문에 심장병이나 성인병에 걸릴 위험이 높아진다고 꺼리는 사람도 있지만, 지방 덩어리를 적절하게 제거한 쇠고기는 오히려 건강과 장수에 도움이 된다.

쇠고기는 식물성 단백질에는 없는 필수아미노산을 공급하는 고영양 단백질과 피로를 풀어주고 에너지를 공급하는 비타민 B 등의 영양 성분을 듬뿍 함유한 식품. 영양학적으로는 단백질, 철분, 아연 그리고 다섯 가지 비타민 B 복합체의 주공급원으로도 알려진다.

하지만 쇠고기의 지방은 소화흡수가 좋지 못한데다 콜레스테롤이 많아 각종 성인병의 원인이 될 수도 있다는 점을 간과해서는 안 된다. 지방을 제거한 질 좋은 쇠고기를 먹는 것은 그래서 더욱 중요하다. 또한 쇠고기를 먹을 때 들기름을 곁들여 먹으면 콜레스테롤의 흡수를 줄일 수 있다.

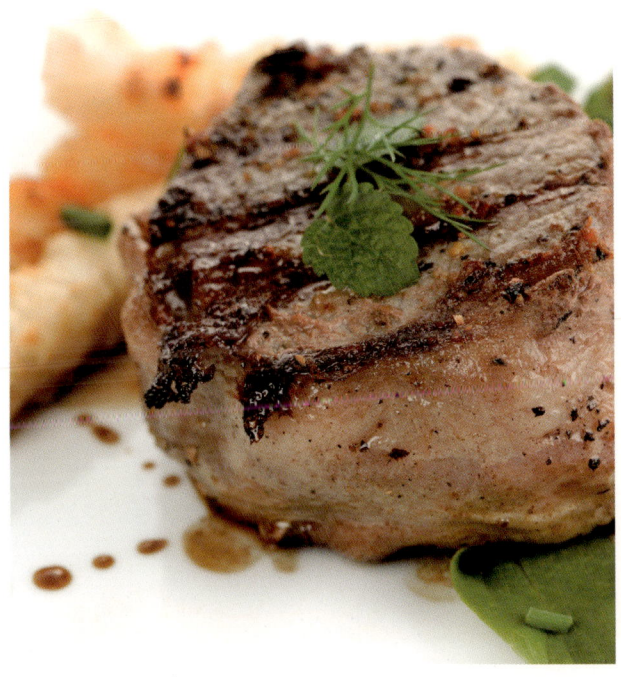

이렇게 고르셔야겠습니다

표면의 붉은색이 선명하고 결이 가늘며 윤기가 있는 것을 고른다. 갈색으로 변색되거나 포장 팩에 피가 배어난 것은 피한다. 힘줄이 많이 섞인 부분은 오랫동안 끓여 먹는 국거리용으로 사용할 것. 젤라틴 질이 녹아나와 살코기 육수보다 맛이 좋다.

처 방 식 품 4

오리고기
혈관계 질환 예방, 원기 회복, 피부 미용

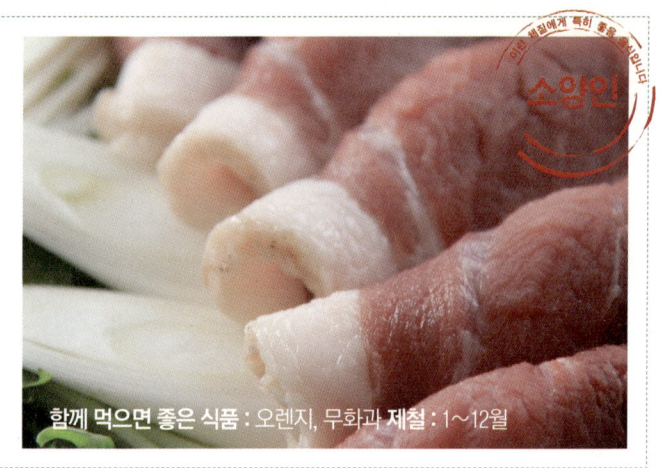

함께 먹으면 좋은 식품 : 오렌지, 무화과 제철 : 1~12월

왜 좋은가부터 아셔야겠습니다

'돼지고기는 사주면 먹고, 닭고기는 사 먹고, 오리고기는 뺏어서라도 먹어라'는 말이 있다. 누군가 먹고 있는 것을 빼앗아서라도 먹어야 할 만큼 몸에 이로운 음식이라는 뜻이다. 이런 말이 무색하지 않게 『동의보감』에서는 "오리고기는 오장육부의 기능을 고르게 만들어 편안하게 한다"고 전한다.

오리 압(鴨)자를 써서 '압육(鴨肉)'이라고 부르거나 '백압육(白鴨肉)'으로 불러온 오리고기는 예로부터 한방의 귀한 약재로 쓰인 식품이다. 오리고기에는 체내에서 합성되지 않는 필수지방산까지 포함한 불포화지방산이 다량 함유되어 있다. 이 불포화지방산은 고혈압, 신경통, 동맥경화 등 각종 성인병을 예방하는데, 오리고기에 들어 있는 불포화지방산 함량은 돼지고기의 2배, 닭고기의 5배, 쇠고기에 비하면 무려 10배 이상이나 많다.

다른 육류에 비해 비타민 A도 많아서 꽃가루에 의한 알레르기성 질환이나 면역력 강화 등에도 효능이 있다고 알려져 있다. 양질의 단백질 식품으로 뼈와 근육을 단단하게 하는 역할을 하기 때문에 성장기 어린이나 스트레스와 피로가 극심한 샐러리맨 그리고 피부 미용과 다이어트를 원하는 여성에게도 권할 만한 식품이다.

뿐만 아니라 폐의 기능을 개선하는 효능이 있어 기침이 잦은 사람에게 좋고, 몸속의 노폐물을 소변으로 배출하는 역할을 하므로 몸의 부기를 빼고, 신장 기능도 강화한다고 전해진다.

단, 오리고기는 차가운 성질이 있으므로 몸이 차고 체질이 허약하며 설사가 잦은 사람은 주의해서 먹어야 한다. 다시 말해 열이 많은 소양인 체질에게는 잘 맞는 식품이지만 소음인 체질에게는 썩 어울리지 않는 식품인 셈. 소양인은 복날 삼계탕 대신 차가운 성질의 오리백숙으로 대체하는 것이 권할 만하다.

이렇게 고르셔야겠습니다

선홍색에 가깝고 육질에서 탄력이 느껴지는 것이 신선한 오리고기. 요즘은 오리고기에 대한 인기가 높아지고 또 대중화되면서 먹기 좋게 손질된 제품이 많이 등장해 조리하기가 한결 쉬워졌다.

처 방 식 품 5

고등어
콜레스테롤 수치 감소, 기억력 · 학습 능력 향상, 심장병 예방

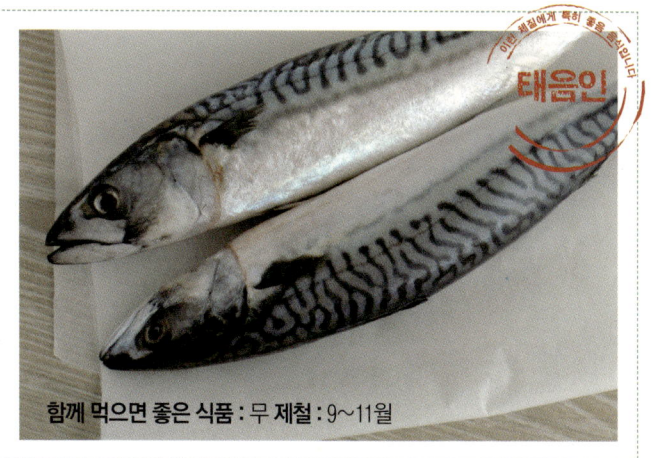

함께 먹으면 좋은 식품 : 무 제철 : 9~11월

왜 좋은가부터 아셔야겠습니다

등 푸른 생선의 대표 격인 고등어는 심장병 예방과 치유에 효능이 뛰어나고 뇌졸중, 노인성 치매, 우울증 치료에도 효능이 있는 것으로 알려져 있다. 고등어에 들어 있는 양질의 단백질과 핵산은 세포를 활성화하는 기능이 있어 노화를 방지하고 각종 성인병과 암까지 예방한다. 등 푸른 생선에 공통적으로 많은 EPA와 DHA 등의 불포화지방산도 고등어의 가치를 높이는 성분이다. 고등어의 DHA는 뇌의 발달과 활동을 촉진하여 기억 능력 및 학습 능력을 향상시킨다. 따라서 청소년이나 노인에게 더욱 좋다. 고등어의 EPA가 편두통을 낮게 한다는 연구 결과도 눈길을 끈다. 뿐만 아니라 고등어를 즐겨 먹으면 콜레스테롤 수치가 감소되면서 고혈압, 동맥경화 등의 성인병을 예방할 수 있다고 알려진다. 또한 혈관을 확장하고 혈소판의 응고를 억제해 혈압을 낮추는 효과도 있다.

단, 고등어에 알레르기 반응을 보이는 사람도 적지 않으므로 몸에 좋다고 무조건 먹는 것은 금물. 특히 아토피가 있는 아이라면 섭취에 각별히 주의해야 한다.

이렇게 고르셔야겠습니다

고등어는 숨이 붙어 있는 동안에도 상하기 시작한다는 말이 있을 정도로 쉽게 부패하는 생선이다. 우선 손으로 만져봤을 때 살이 단단한 것을 고른다. 배 부분이 은색이고 껍질에 힘이 있는 것, 비늘이 벗겨지지 않고 몸에 흠집이 없는 것을 고르는 것도 방법이다. 또한 아가미는 속이 붉은 것이 좋다. 고등어는 처서를 지난 가을에 맛이 제일 좋고, 산란기인 여름에는 내장에서 유독 성분이 만들어지므로 주의해야 한다.

PLUS TIP 7 몸을 살리는 컬러 푸드, 그 색색의 비밀 1

심장을 튼튼하게, 자주색 적포도, 자두, 체리, 홍고추, 가지 등에 풍부한 안토시아닌은 심장 질환과 뇌졸중 등에 대한 탁월한 예방 효과가 있다. 안토시아닌은 꽃, 과실, 줄기, 잎, 뿌리 등에 함유되어 있는 적색, 청색, 자색의 수용성 플라보노이드계 식물 색소의 일종. 콜레스테롤을 저하시키고 시력을 좋게 하며 혈관을 튼튼하게 보호할 뿐 아니라 생기를 되살리는 것으로 알려져 있다.

면역 기능이 높아지게, 빨간색 토마토와 수박, 당근 등의 붉은 색소에는 라이코펜이 풍부하다. 라이코펜은 카로티노이드의 일종으로 베타카로틴보다 2배나 강한 항산화 작용을 한다. 혈액순환을 좋게 하고 심장과 피부를 건강하게 유지하는 데도 많은 도움을 준다. 뿐만 아니라 몸의 면역 기능을 향상시키고 뼈의 형성과 균형에 도움을 준다. 특히 폐에 좋은 것으로 알려져 있다.

생체 리듬이 좋아지게, 노란색 호박, 고구마, 감, 귤, 살구 등에는 베타카로틴이 풍부한데 이는 비타민 A의 전구체로 동물성 지방이 적고 섬유소가 풍부하다. 많이 먹어도 부작용이 없을 뿐 아니라 식욕을 좋게 하고 생체 리듬에 활력을 준다. 베타카로틴이 풍부한 음식을 많이 먹으면 림프관과 혈관을 통해 전신으로 확산되어 지방조직이나 간장, 생식기관에 저장되고 피부의 표피층과 진피층에 분포되어 생체 기능을 조절한다. 귤을 많이 먹으면 손바닥과 발바닥이 노란색을 띠는 것도 베타카로틴 때문. 간에 저장되는 것은 아니므로 섭취를 중단하면 바로 사라진다.

처 방 식 품 6

굴
간 기능 회복, 빈혈 예방, 호르몬 분비 촉진

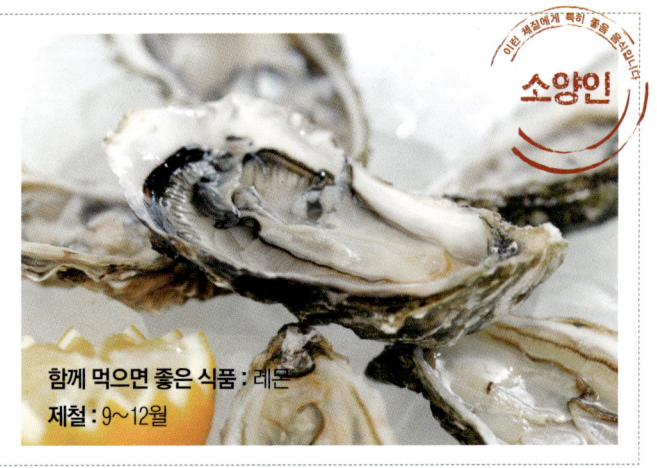

함께 먹으면 좋은 식품 : 레몬
제철 : 9~12월

왜 좋은가부터 아셔야겠습니다

'바다의 우유' 혹은 '바다의 현미'라고 부르는 영양 덩어리 굴. 가을부터 겨울까지가 제철인 굴은 단백질 함량이 매우 높은 식품 중의 하나다. 굴의 단백질은 8가지의 필수아미노산을 비롯해 총 18종의 아미노산으로 구성되어 있다. 그 외에도 비타민, 미네랄 등이 풍부한 영양의 보고다.

굴의 고단백, 고비타민, 고칼로리는 손상된 간 기능을 회복시키는 데 효능이 있어 간장 질환 환자에 매우 좋은 영양식이다. 특히 굴의 영양분은 위의 소화 작용을 거치지 않고 바로 체내에 흡수되어 즉각적인 에너지원으로 사용되므로 소화력이 약한 환자나 노인, 어린이에게도 좋다.

굴의 각종 비타민, 미네랄은 적혈구의 형성을 촉진하여 빈혈을 예방하는 데도 매우 좋으며 불면증과 시력 회복에도 도움이 된다. 또한 타우린 성분이 혈중 콜레스테롤을 낮춰 동맥경화를 예방하고, 혈압의 상승 및 땀이 많이 나는 것을 억제하기도 한다. 그 외에 호르몬 분비 촉진, 몸의 저항력 증진 등에 도움이 된다.

굴 껍데기에도 다양한 유효 성분이 있어서 한방과 양방에서 모두 이용되고 있다. 굴 껍데기의 주된 작용은 수렴, 제산, 진정 작용으로 불안증이나 불면증 등에 이용되며 위산 과다증이 있는 사람에게는 제산제로 사용하기도 한다.

굴 껍데기는 불에 태워 갈아서 이용하거나 생것을 갈아서 쓰는데 한방에서는 두 가지의 용도가 서로 다르다. 구운 것은 제산 수렴 능력이 강해서 위산 과다증에 사용하고, 생것은 간의 기능을 원활하게 하는 데 이용한다.

굴은 산성식품이기 때문에 먹을 때 레몬 등을 곁들여서 먹으면 좋은데 씻을 때 맹물에 씻으면 굴이 물을 먹어 불어나므로 차가운 소금물에 살짝만 씻어내는 것이 좋다.

이렇게 고르셔야겠습니다

살이 통통하고 모양이 둥근 것이 신선한 것이며, 패주가 단단하게 붙어 있는 것을 골라야 안전하다. 소금을 탄 물에 가볍게 흔들어 씻거나 무즙에 굴을 넣고 오물을 제거한 뒤 물에 헹궈서 조리한다.

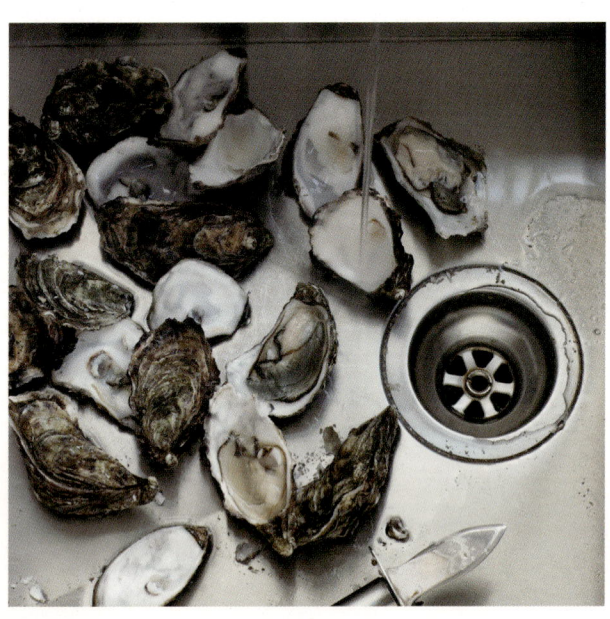

처 방 식 품 7

꽃게
어린이의 성장 발육, 허약 체질 개선, 두뇌 개발, 각종 성인병 예방

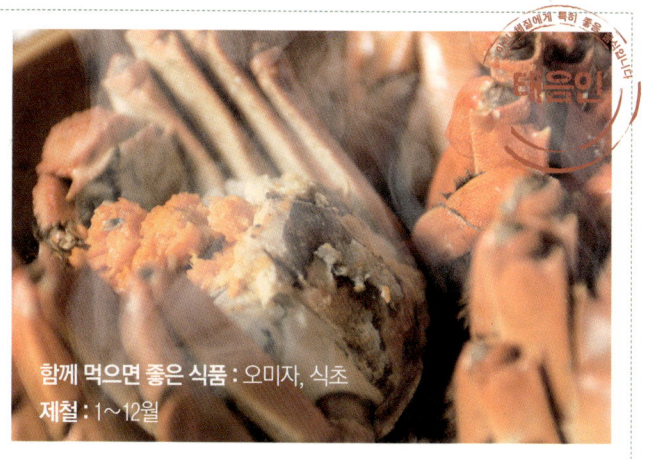

함께 먹으면 좋은 식품 : 오미자, 식초
제철 : 1~12월

왜 좋은가부터 아셔야겠습니다

담백하면서 단맛이 느껴져 남녀노소 누구에게나 인기 있는 건강식품 꽃게. 게의 단백질은 로이신, 아르기닌 등 필수아미노산이 많이 들어 있어서 성장기의 어린이에게 좋고, 소화흡수가 잘 되기 때문에 병의 회복기에 있는 사람이나 허약 체질, 노약자에게 매우 좋은 식품이다. 갑각류, 조개류는 예부터 두뇌에 좋은 음식으로 알려져왔는데 이것은 꽃게에 들어 있는 단백질이 지방 등 다른 물질과 결합되지 않은 순수한 단백질이어서 신속하게 뇌로 전달되기 때문이다. 게에 들어 있는 단백질이 뇌로 전달되어 정신적 스트레스를 완화시키는 것이다.

게에는 간장과 심장을 강화시키는 타우린이 많게는 450mg까지 들어 있어서 성인병 예방에 매우 효과적이다. 뿐만 아니라 저지방·고단백 식이요법이 필요한 비만 환자나 고혈압, 간장병 환자에게 좋다. 민간요법 중에는 민물 게에 고추와 소금을 넣어 3개월 정도 냉장한 게장을 간장병 치료에 사용하는 방법도 있다. 단, 양인 체질이나 소음인이 많이 먹으면 탈이 나기 쉬우므로 조심할 것. 또한 꽃게와 감은 상극이라 함께 섭취하면 복통이나 설사를 일으키기 쉽다. 감 속에 들어 있는 타닌산이 꽃게의 단백질 성분과 결합하면서 딱딱하게 굳어 장속에 남기 때문이다.

이렇게 고르셔야겠습니다

무게가 많이 나갈수록 살이 많이 든 것이다. 들어서 무게를 확인하고 크기에 비해 가벼운 것은 피한다. 큰 게일 경우 배 부위에 상처가 있거나 검은색을 띠는 것이 좋다. 배에 상처가 있다는 것은 무게 때문에 배를 끌면서 다녔다는 증거이기 때문이다.

PLUS TIP 8   몸을 살리는 컬러 푸드, 그 색색의 비밀 2

간과 위를 건강하게, 초록색 양배추, 배추, 케일 등 녹색 채소에는 엽록소가 듬뿍 담겨 있다. 엽록소는 푸른 잎 속에 함유되어 있으며 이곳에서 이산화탄소와 물, 햇빛을 에너지로 광합성 작용을 하고 식물에 필요한 영양소를 만든다. 이런 엽록소는 혈색소(혈액을 만드는 구성 물질)와 화학 구조가 아주 유사해 푸른 혈액이라고 불리기도 한다. 피를 만드는 조혈 작용에 특히 효과적이며 새로운 세포를 형성하고 해독 작용을 하여 암세포와 바이러스 같은 병원균의 발생을 억제한다. 또한 간장과 위장의 기능을 촉진하는 성분도 다량 함유되어 있다.

빈혈 등 허약한 몸을 강하게, 검은색 자주색 음식에 듬뿍 함유되어 있는 안토시아닌과 베타카로틴은 검은콩, 검은깨, 목이버섯, 김, 미역 등 블랙 푸드에도 풍부하다. 특히 철 결핍성 빈혈이 있는 아이에게 특효. 블랙 푸드의 대표적인 식품 중 하나인 흑미에도 안토시아닌이 풍부하게 들어 있는데 검은콩의 4배 이상이나 된다. 또한 비타민 B군을 비롯한 무기염류는 일반 쌀의 5배 이상 함유되어 있다.

혈액순환과 소화를 원활하게, 하얀색 마늘, 양파 등 흰색을 내는 식품에는 알리신이 다량 포함되어 있다. 알리신은 살균·항균 작용에 효과가 좋아 감기나 인플루엔자의 바이러스균을 죽이거나 그 역할을 약하게 하는 항바이러스 작용을 한다. 아울러 장내 나쁜 세균 활동을 억제하는 효능도 있다. 가려움과 아토피성 피부염 등 다양한 피부병에도 효과가 좋은 것으로 알려져 있다. 이외에도 혈액순환을 좋게 하고, 소화를 촉진한다.

처방 식품 8

낙지
스태미나 강화, 빈혈 예방,
근육 및 뼈의 건강, 다이어트

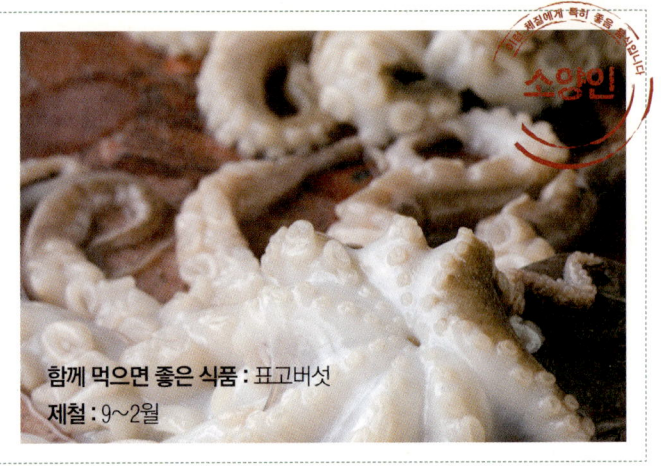

함께 먹으면 좋은 식품 : 표고버섯
제철 : 9~2월

왜 좋은가부터 아셔야겠습니다

부드럽고 담백한 맛의 낙지는 오징어보다 고급으로 꼽는 스태미나 식품. 타우린을 함유한 저칼로리 식품으로 단백질과 인, 철, 비타민이 듬뿍 들어 있어 빈혈을 예방한다. 또한 콜레스테롤을 방지하는 DHA가 함유되어 있고, 지방이 거의 없어 성인병 예방 및 다이어트에도 좋다.

『본초강목』에 보면 낙지는 "위장을 튼튼하게 하고, 오장을 편하게 하며, 보혈 강장 효과가 있을 뿐만 아니라 근육을 강하게 하며, 뼈를 튼튼하게 한다"고 했다. 또한 낙지는 간장의 해독 기능을 강화해 피로 해소에도 좋다고 알려져 있다.

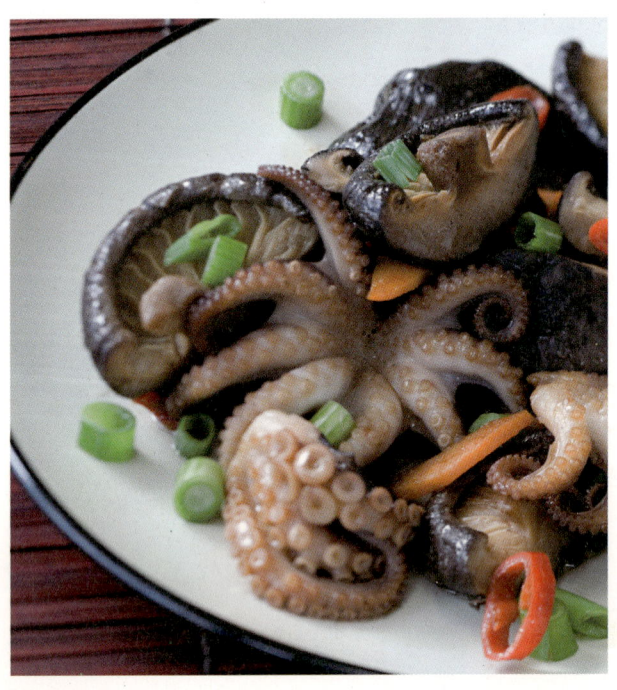

『자산어보』라는 책 속의 "지쳐 쓰러진 소에게 낙지 서너 마리를 먹이면 금세 기운을 차려 일어난다"고 적혀 있는 일화로도 유명한 낙지. 실제로 남도에서는 소가 새끼를 낳거나 여름에 더위를 먹고 쓰러졌을 때 큰 낙지 한 마리를 호박잎에 싸서 던져주는데 이를 받아 먹은 소가 벌떡 일어날 정도로 원기 회복에 좋다고 한다. 젖이 잘 나오지 않는 산모가 낙지를 푹 고아 먹으면 젖이 잘 나와서 예부터 산후 조리용 음식으로 낙지를 넣은 미역국을 최고로 쳤다. 단, 낙지를 매운 양념으로 볶아 먹는 음식은 약으로서 효과가 별로 없다.

낙지를 보양식으로 먹으려면 산낙지나 맑게 끓인 연포탕이 좋다. 특히 여름내 뻘에서 자란 가을 낙지는 맑은탕에 한 마리씩 넣고 살짝 데쳐 샤브샤브처럼 먹는 것이 가장 맛나다. 또한 봄에 알에서 깨어난 낙지가 6월쯤 한입거리로 커지면 세발낙지라 부르는데, 세발낙지는 살짝 익혀 숙회로 먹는 것이 맛도 좋고 영양도 높다. 낙지는 소양인에게 잘 어울리는 식품이지만 강한 양념을 해서 먹는 것은 좋지 않다. 소양인에게는 맵고 자극적인 양념이 오히려 해가 되는 것과 같은 맥락이다.

이렇게 고르셔야겠습니다

흡반의 힘이 강해서 흡착력이 뛰어나고, 활기 있게 살아 움직이는 것을 골라야 신선한 맛과 영양을 제대로 섭취할 수 있다. 살아 있는 것을 구입해서 되도록 양념을 많이 하지 않고 먹는 것이 가장 좋다. 조리하고 남은 경우에는 다리와 머리를 따로 분리해서 냉동 보관하는 것이 좋다.

왜 좋은가부터 아셔야겠습니다

육수를 낼 때 빠뜨릴 수 없는 감초로 흔히 쓰이는 다시마는 피부 미용과 다이어트 식품으로 각광받는 식재료다. 미역과 함께 칼슘, 요오드 등이 풍부한 대표적인 알칼리성 식품. 알칼리성 무기질이 많아 고혈압의 발생을 억제하는 효과가 있을 뿐만 아니라 혈압을 내리는 작용을 한다. 특히 다시마 속의 알긴산이라는 식이섬유는 콜레스테롤 수치와 혈압을 내리는 데 효과가 있다. 다시마의 미끈거리는 성분이 바로 알긴산인데 이 성분은 장속에서 콜레스테롤, 염분 등과 결합해 변과 함께 배설된다. 또한 혈전이 생기거나 간장에서 콜레스테롤이 합성되는 것을 막아 고혈압과 동맥경화를 예방한다.

다시마는 칼로리가 거의 없어 당뇨 환자에게 권장하는 식품이기도 하다. 다시마의 식이섬유는 포도당이 혈액 속에 침투하는 것을 지연시키고 당질의 소화흡수를 도와 혈당 수치를 내린다. 다시마의 알긴산은 변비에도 효과적인데, 다른 식이섬유와 같이 몸속에서 흡수되지 않고 장으로 보내진다. 소화되지 않은 알긴산은 장을 자극해 장운동을 촉진, 배변을 돕는다. 알긴산은 몸속에서 수분을 흡수해 최대 200배까지 팽창하는데 장속 내용물이 많을수록 활발하게 움직이므로 다시마를 먹을 때는 물을 많이 마시는 게 좋다.

이렇게 만들어 드시면 좋겠습니다

● **가루로**… 고혈압에는 다시마 가루를 복용하면 좋다. 다시마를 적당한 크기로 잘라 따뜻한 물에 하룻밤 동안 담가 염분을 뺀다. 다시마를 건져 마른 수건으로 물기를 닦은 뒤 프라이팬에 적당히 구워 가루를 낸다. 한 번에 3g씩, 하루 세 번 먹는다.

● **차로**… 다시마차는 뼈가 약한 사람에게 좋은 음식. 다시마에는 뼈를 튼튼하게 하는 비타민 K_2 등이 많이 들어 있어 골다공증을 예방하는 효과가 있다. 다시마를 젖은 행주로 닦아 적당히 잘라서 20g을 준비한 뒤 1컵 분량의 물과 함께 끓인다. 다시마를 건져내고 소금으로 간을 맞춘다.

● **다이어트 물로**… 다이어트를 할 때도 다시마를 먹으면 도움이 된다. 다시마는 미네랄이 풍부해 부종과 변비를 막고 신진대사를 활발하게 한다. 특히 하체 비만에 효과가 있다. 말린 다시마를 하룻밤 동안 물(다시마 20g당 1컵 정도)에 담가 불린 다음 그 물을 매일 아침 1컵씩 마신다.

● **환으로**… 갑상선호르몬을 만드는 요오드가 많아 갑상선 질환이 있는 사람에게 좋다. 다시마 가루와 익힌 콩가루를 2:1의 비율로 섞어 팥알 크기로 환을 빚은 다음, 하루에 3~4회, 한 번에 5~10알씩 물과 함께 먹으면 좋다.

다시마와 미역을 동량으로 준비해(600g 정도) 쌀뜨물에 하루 동안 담가두었다가 깨끗이 씻어 말린 다음, 가루를 내어 꿀을 넣고 개어 환으로 빚은 다시마미역환도 음용하면 좋다. 50알씩 따뜻한 물과 함께 먹는다.

처 방 식 품 9

다시마
다이어트, 변비 해소, 혈압 강하, 소화불량 개선

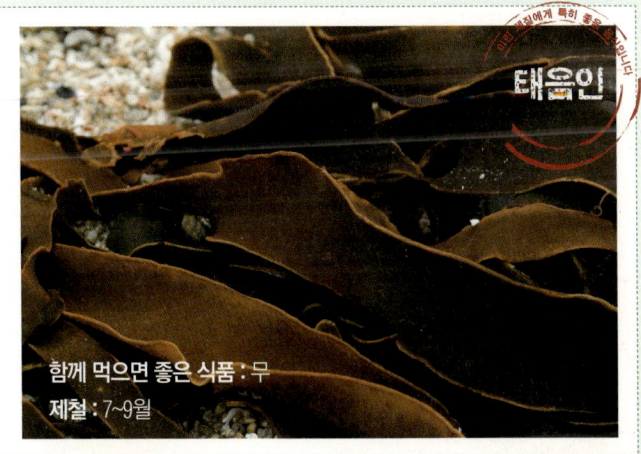

함께 먹으면 좋은 식품 : 무
제철 : 7~9월

왜 좋은가부터 아셔야겠습니다

뼈째 먹는 생선인 멸치는 고단백의 음식으로 소화흡수가 잘 되고 성질이 따뜻하며 칼슘과 무기질이 풍부하다. 우리나라 사람에게는 철분 결핍성 빈혈 환자가 많은데, 이런 사람들에게 도움이 되는 식품이 바로 철분의 흡수가 가장 잘 되는 멸치다. 현기증, 피로, 월경 장애, 식욕부진, 두통, 손톱 이상 등의 빈혈 증세가 나타난다면 멸치를 자주 먹는 게 좋다.

철분을 공급하는 것 이외에 뼈를 튼튼하게 해 골다공증을 예방하며 몸을 따뜻하게 한다. 또한 멸치에는 칼륨이 풍부해 동맥경화를 예방하고 고혈압을 안정시키는 데도 효과가 있다. 칼슘 역시 혈관 수축을 억제하여 혈압이 높아지는 현상을 막는 역할을 한다. 칼슘의 흡수율은 영아기 때 60%로 가장 높고 성인이 되면서 25%까지 낮아지므로 어릴 때 특히 멸치 요리를 자주 해주는 것이 좋다.

멸치는 따로 약처럼 먹을 필요 없이 평소에 조림이나 튀김으로 먹거나 국에 넣어 먹는 등 평범한 음식을 통해 하루 10마리 이상 먹으면 좋다. 다만 많이 먹는 것만이 중요한 것이 아니라 우리 몸에 제대로 흡수될 수 있도록 먹어야 한다. 멸치 육수를 내는 경우 멸치 칼슘의 10분의 1밖에 흡수할 수 없으므로 통째로 먹는 방법으로 섭취하는 게 좋다. 칼슘은 섭취량의 반 이상이 장을 통해 신체에 흡수되는데 밥을 많이 먹으면 쌀밥의 인이 칼슘의 흡수를 방해할 수 있다. 시금치, 무청, 근대 등 수산염이 많이 든 음식 역시 멸치와 함께 섭취하는 것을 피하는 것이 좋다.

최근 연구 결과에 따르면 고용량 칼슘 보충제가 고령 여성에게 심혈관 질환, 특히 심장마비 발병 위험을 높일 수도 있는 것으로 나타났으니 되도록 식품에서 칼슘을 섭취하는 것을 권한다.

이렇게 만들어 드시면 좋겠습니다

● **생으로…** 봄 멸치는 산지에서 싱싱할 때 생물로 즐겨도 좋고 비늘, 지느러미, 머리 및 내장을 제거한 뒤 소금물이나 막걸리로 씻은 것을 매콤하게 양념해서 무침으로 해 먹어도 좋다. 음력 3월 멸치는 산란 전이라 멸치젓을 담그면 그 맛이 뛰어나다. 멸치와 소금을 3:1의 비율로 항아리에 담고 3개월쯤 두었다가 살이 잘 삭아 구수한 냄새가 나면 창호지에 거른 다음 끓여서 멸치젓으로 사용한다.

● **가루로…** 멸치로 국물을 내는 멸치 육수는 칼슘이 우러나지 않기 때문에 가루를 내서 음식에 조미료처럼 사용한다. 프라이팬에 기름 없이 볶거나 오븐에서 구운 뒤 믹서에 갈아 사용한다. 밀봉해서 냉동 보관하여 사용하는 것을 권한다.

이렇게 고르셔야겠습니다

마른 멸치는 등 쪽은 암청색이고, 복부는 은백색으로 비늘이 벗겨지지 않은 것이 좋다. 냄새를 맡아보아 전내가 나는 것은 피할 것. 구수하고 짭조름한 향이 나는 것이 좋다.

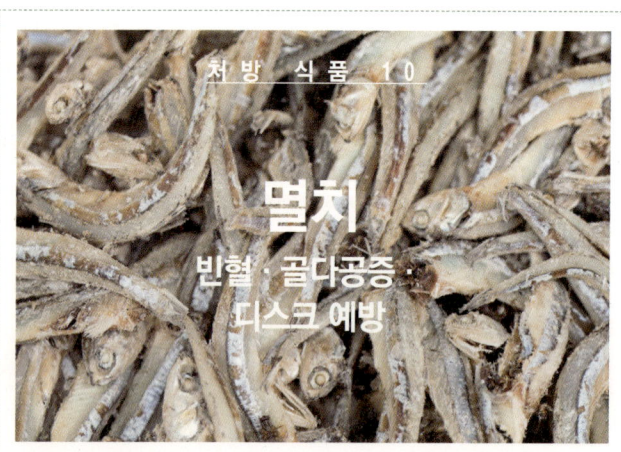

처방 식품 10

멸치
빈혈 · 골다공증 · 디스크 예방

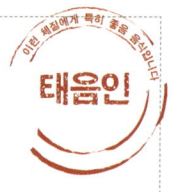

함께 먹으면 좋은 식품 : 미역 · 다시마 등 해조류, 풋고추
제철 : 12~3월

처 방 식 품 11

대구
콜레스테롤 저하, 고단백 영양 보충

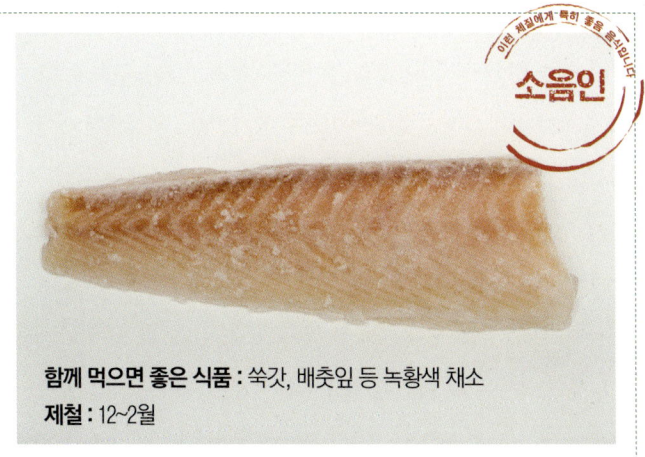

함께 먹으면 좋은 식품 : 쑥갓, 배춧잎 등 녹황색 채소
제철 : 12~2월

왜 좋은가부터 아셔야겠습니다

입이 크고 머리가 커서 대구라는 이름이 붙은 생선. 지방이 적고 담백한 흰 살 생선의 대표 주자로 지방이 적고 단백질의 소화흡수 기능이 뛰어나다. 명태가 동해안을, 조기가 서해안을 대표하는 어류라면 대구는 남해안을 대표하는 어류라고 할 수 있다. 대구는 겨울 산란철에 남해로 회귀하기 때문이다.

『동의보감』에서는 "고기의 성질이 평하고 맛이 짜고 독이 없다. 먹으면 기운을 보하는데 내장과 기름의 맛이 더욱 좋다"라고 하였다.

단백질, 칼슘, 인, 철분, 비타민 B 등이 풍부해 허약한 사람에게 보신이 되는 식품으로, 노인이나 아이, 환자들이 먹으면 좋다. 대구는 임신한 여자나 젖이 부족한 산모들이 영양 보충으로 즐겨 찾는 식품이기도 하다. 대구탕으로 먹어도 좋고 말린 대구포를 섭취해도 좋다.

대구에 힘유되어 있는 타우린 성분은 체내의 콜레스테롤 수치를 내리고, 동맥경화를 예방하는 역할을 한다. 지질이 적고 담백한 고단백 영양 식품이므로 비만인 사람이나 췌장 질환을 앓는 사람, 담석증이 있는 사람에게 좋다.

대구는 버리는 부분 없이 아가미, 알, 눈, 껍질까지 모든 음식에 활용되는 것이 특징이다. 대구의 간에서 추출한 간유도 건강식인데, 비타민 A·D가 풍부해 구루병, 야맹증, 빈혈 등에 약처럼 쓰인다. 임신한 여성이나 모유 수유를 하는 여성이 간유를 먹으면 아이의 지능이 높아진다는 연구 결과가 있다. 대구의 눈알은 영양가도 높고 맛도 좋아 고급 요리에 사용되며, 알은 알젓을 만들어 먹으며 아가미와 창자는 창란젓을 만든다. 상인들은 처음에는 생대구로 판매하다가 알과 내장, 아가미 등을 제거하고 말리는데 어민들은 탕도 말린 것으로 끓이는 것을 더 맛있다고 친다. 대구살은 쉽게 부서지기 때문에 말렸다 끓이는 것이 살이 쫀득하며 맛있기 때문이다.

대구에 소금과 후춧가루를 살짝 뿌리고 밀가루를 묻혀 버터에 구워 먹어도 색다른 풍미를 즐길 수 있다. 한겨울 제철의 큼직한 생대구를 구했다면 강릉식 대구찜을 추천한다. 대구 머리 젤라틴의 쫄깃쫄깃한 질감이 일품. 콩나물 듬뿍 넣은 매콤한 양념(간장, 고춧가루, 물엿, 마늘, 매실액, 고추장 약간)과 녹말을 넣어 요리하면 별미가 된다. 콩나물 대신 시래기를 푹 익혀서 같이 먹어도 좋다. 이때 생대구살은 손질해서 소금을 살짝 뿌려두면 요리했을 때 대구살이 부서지지 않고 쫄깃하다.

이렇게 고르셔야겠습니다

빛깔이 푸르스름하고 배 부분이 단단한 것이 싱싱하며 몸집이 클수록 살이 부드럽다. 아가미를 들춰보아 선명한 색을 띠는지 유심히 보는 것이 좋다. 다른 생선에 비해 살이 물리 쉽게 상하므로 주의 깊게 살펴볼 필요가 있다.

※ 미국 어류 협회에서 권장한 적당한 생선 섭취량
주 1회 : 바닷가재 혹은 참치류
주 2회 : 새우, 굴, 광어, 송어 등
월 1~2회 : 정어리, 연어, 청어, 전갱이류 등

처 방 식 품 1 2

모시조개
간 기능 회복, 콜레스테롤 저하, 피로 해소

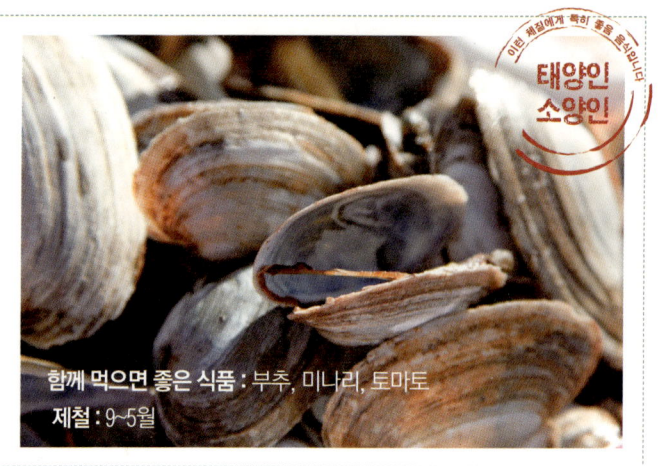

함께 먹으면 좋은 식품 : 부추, 미나리, 토마토
제철 : 9~5월

왜 좋은가부터 아셔야겠습니다

한약재서 '문합'이란 이름을 쓰기도 하는 모시조개. 한국에서 가장 많이 섭취해온 조개로 탕이나 찜용으로 많이 쓰인다. 같은 국물 내기용이라도 바지락보다 맛이 깊은 모시조개는 조갯살뿐 아니라 껍데기에도 담즙을 분비하고 유산을 억제하는 효과가 있어 간 기능 회복뿐 아니라 피로 해소에도 좋다.

모시조개는 이뇨 작용을 해 소변을 통해 열을 내리며, 가래를 삭이는 효과도 있다. 조갯살의 타우린과 호박산은 특히 간에 좋은 성분으로 알려져 있다. 살뿐 아니라 껍데기도 유효 성분이 많으며, 모시조개의 감칠맛은 껍데기와 발 사이에 많이 들어 있으므로 껍데기째 끓여 국물을 내 먹는 것이 영양분 섭취에 효과적이다.

숙취 해소에는 물론 특히 과로로 인한 부기를 빼는 데도 좋다. 몸 안에 수분이 배설되지 않고 계속 고이는 부종으로 얼굴과 손발이 자주 붓는 사람은 이뇨 식품인 모시조개로 국물을 우려내어 자주 먹으면 효과를 볼 수 있다. 칼로리와 지방 함량이 낮아 다이어트를 하는 중에 먹으면 더욱 좋다. 모시조개에 잘 어울리는 식품으로 부추나 미나리가 있는데, 국이나 찌개에 같이 넣어 맛과 영양을 더해 먹으면 좋다.

이렇게 만들어 드시면 좋겠습니다

● **달인 물로**⋯ 모시조개 3컵에 물 3컵을 부은 뒤 물이 ⅓로 줄 때까지 달여 먹으면 간 기능 회복은 물론 당뇨병에도 유효하다.

이렇게 고르셔야겠습니다

조개의 껍데기가 맞물린 부분을 쳐보고 맑은 소리가 나는 것을 구입한다. 둔탁한 소리가 나는 것은 죽어 있다는 증거. 살아 있어 건드리면 재빨리 입을 다무는 것이 좋다. 모든 조개류는 껍데기가 단단하게 닫혀 있는 것이 신선하고 또 껍데기가 매끈하면서 냄새가 나지 않는 것이 좋다.

PLUS TIP 9   **매일 먹으면 약이 필요 없는 올리브 오일**

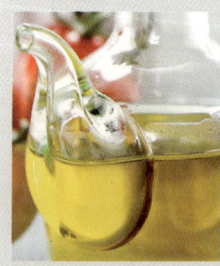

올리브 오일 매일 올리브 오일을 섭취한 여성은 그렇지 않은 여성보다 유방암 발병률이 25% 정도 낮다는 연구 발표가 있을 만큼 건강한 식품으로 꼽힌다. 콜레스테롤을 낮추는 단순 불포화지방산이 다량 함유되어 있어 각종 질병을 예방하고 당뇨, 비만, 동맥경화 등의 성인병 예방과 완화에 효험이 있다. 올리브 오일에 포함된 비타민 E는 노화 예방에도 효과적이다. 퓨어 올리브 오일은 식용유보다 발화점이 높아 음식이 잘 타지 않고 맛도 한결 깔끔하다. 특히 닭고기, 새우, 오징어 등 콜레스테롤이 다량 함유된 재료를 튀기거나 볶을 때는 올리브 오일을 활용하는 것이 좋다.

엑스트라 버진 올리브 오일은 생으로 먹는 요리에 많이 쓰이는데 매일 아침 엑스트라 버진 올리브 오일을 1큰술씩 먹으면 심장마비의 위험이 감소되며 면역 체계가 강화될 뿐만 아니라, 다이어트에도 도움이 된다.

처방식품 13

문어
성인병 예방, 콜레스테롤 저하, 피로 해소

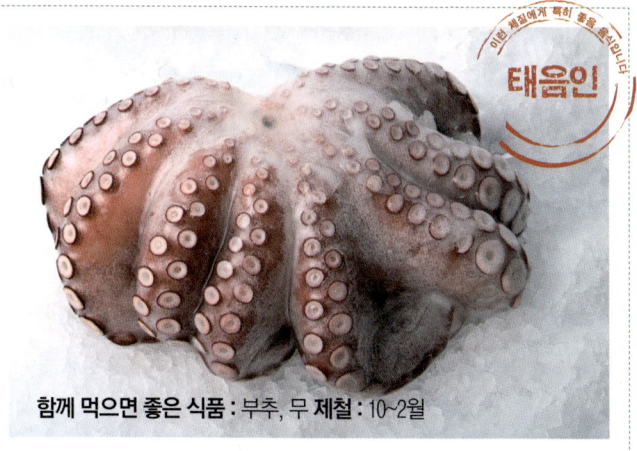

함께 먹으면 좋은 식품 : 부추, 무   제철 : 10~2월

왜 좋은가부터 아셔야겠습니다

낙짓과에 속하는 문어는 스태미나 식품으로 널리 알려져 있다. 문어는 예부터 임금님 수라상에 올랐을 만큼 귀한 음식이었다. 오징어, 낙지와 더불어 타우린 성분이 많이 들어 있어 각종 성인병 예방에 도움이 되고, 간이 나쁜 사람에게 좋다. 타우린은 피로 해소뿐 아니라 망막의 기능을 살리는 데도 효험이 있어 눈이 항상 피곤하거나 시력이 떨어지는 사람이 꾸준히 섭취하면 좋다.

염분을 배출시키고 혈압을 내리는 칼륨도 풍부하여 인슐린 분비를 촉진시키고 고혈압 환자나 당뇨병 환자에게도 좋다. 문어의 아연은 체내에 있는 유해 물질을 배설시키고 비타민 A의 흡수를 돕는 효과가 있다. DHA, EPA는 기억력 증진과 두뇌 발달에 도움을 준다.

문어는 성인병 예방을 위한 건강식으로도 좋지만 여자에게도 특히 좋은 식품이다. 비티민 E와 니아신이 노화를 예방하고 피부를 맑게 한다. 몸이 차고 냉한 사람에게도 좋으며 생리불순에도 효과적. 문어는 저지방, 저칼로리 식품이기 때문에 성인병이나 다이어트에 신경 쓰는 사람들 역시 양질의 단백질원으로 많이 섭취해도 좋은 식품이다.

이렇게 만들어 드시면 좋겠습니다

● **죽으로…** 특히 피가 탁한 고지혈증이나 뇌졸중으로 몸이 무거운 사람은 문어에 곶감과 함께 넣어 죽을 쑤어 먹으면 좋다.

● **삶은 물로…** 문어와 검은콩을 같이 삶아서 그 물을 먹어도 혈압을 내리는 데 큰 도움이 된다. 꾸준히 먹으면 골다공증을 예방하는 효과도 얻을 수 있다.

이렇게 고르셔야겠습니다

몸 전체적으로 자색을 뚜렷하게 띠며 다리의 흡반이 큰 것이 좋다. 수입산은 회백색과 회갈색을 띤다. 몸통에 윤기가 흐르고 미끈하며 눈이 툭 튀어나온 것이 싱싱하다.

PLUS TIP 10   매일 마시면서 몸을 다스리는 녹차

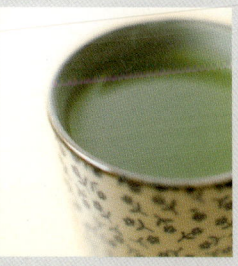

녹차 피부 미백부터 고혈압, 당뇨 등의 성인병 예방과 다이어트 그리고 항암 효과까지…. 녹차의 효능은 매우 다양하다. 녹차 건강의 핵심은 떫은맛을 내는 카테킨 성분에 있다. 카테킨을 꾸준히 섭취하면 각종 성인병의 주범이 되는 혈장 및 간장 콜레스테롤 농도의 상승을 억제하고, 대변으로 체외 배출을 촉진해 성인병을 예방, 완화할 수 있는 것. 또한 중금속 해독, 충치 예방, 구취 제거, 살균 효과 등이 있는데 특히 담배로 인한 발암물질 억제 효과가 크다. 술을 마실 때 해독 작용의 일환으로 녹차를 함께 마시면 간 내에 알코올 분해 효소의 작용을 도와 숙취 해소를 돕는다. 녹차 잎은 찻잎을 우려내어 마시는 게 일반적이지만 나물처럼 잎을 그냥 먹기도 하고, 가루로 내어 말차로 이용하기도 하는데, 당뇨병에는 잎차를 우려 마시는 것보다 곱게 갈아 가루 형태로 섭취할 때 효과가 더욱 크다고 한다.

처방 식품 14

미역
산후 조리, 혈액 순환, 다이어트

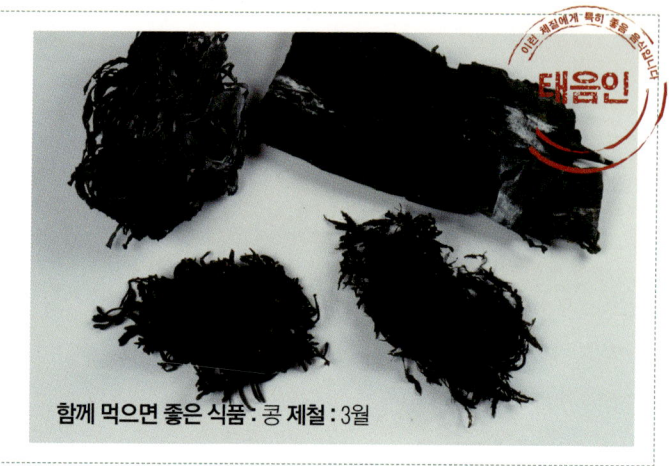

함께 먹으면 좋은 식품 : 콩 제철 : 3월

왜 좋은가부터 아셔야겠습니다

생일을 축하할 때 미역국을 먹는 것은 아기를 낳은 산모가 먹는 산후 조리 음식으로 미역국이 으뜸인 것에서 연유한 것이다. 미역은 칼슘과 요오드가 많이 들어 있어 연약해진 뼈를 보강할 뿐 아니라 자궁 수축과 지혈 작용, 혈액순환을 원활하게 해주는 식품. 아이를 낳은 뒤 흥분된 신경을 안정시키는 효과도 얻을 수 있다.

미역에는 분유와 맞먹을 정도로 칼슘 함량이 뛰어나게 많으며 신진대사와 갑상선호르몬을 조절하는 요오드도 풍부해 산모는 물론 아이의 성장 발육에 큰 도움을 준다. 특히 갑상선호르몬의 주성분인 요오드가 부족하면 몸이 쇠약해지고 지방 축척이 심해져 비만의 원인이 되기도 하므로 요오드가 많은 미역은 다이어트 식품으로도 매우 좋다고 할 수 있다. 또한 섬유질이 다량으로 들어 있어 미역을 자주 먹으면 피하지방이 축적되는 것을 막아 비만을 예방할 수 있다. 또 대장의 운동을 도와 숙변을 몸 밖으로 내보내는 작용도 한다.

중성지방이나 콜레스테롤 수치를 떨어뜨리고 당분을 천천히 흡수시켜 혈당치가 급격히 높아지는 것을 막아주므로 당뇨병의 예방과 개선에 효과적이다. 고혈압, 동맥경화, 그에 동반한 심장 장애 등의 성인병을 예방하는 데도 역시 좋은 식품이다. 이 밖에 식탁에 흔히 올리는 육류, 생선, 달걀 등의 산성식품을 중화시켜 체질을 개선하는 데도 도움을 준다.

미역은 기름과 함께 조리하면 각종 영양 성분의 흡수율이 높아진다. 따라서 미역을 조리할 때 참기름을 더하면 찰떡 궁합. 그 외에도 미역과 가장 잘 어울리는 식품으로는 두부를 들 수 있다. 한편 미역을 먹을 때 파를 넣는 것은 피해야 한다. 파에 들어 있는 인, 유황 등이 미역에 많은 칼슘의 흡수를 방해하기 때문이다.

이렇게 만들어 드시면 좋겠습니다

●**국으로…** 산후 조리에 많이 사용하는 미역국에 흔히 쇠고기를 넣고 끓이는데, 체질에 맞지 않는 사람이 너무 오래 장복하면 오히려 산후 부기가 빠지지 않는 경우가 있다. 미역국을 끓일 때 태음인은 쇠고기, 소음인은 닭고기나 닭 가슴살, 홍합 등을 넣고 끓이고 소양인은 생굴을 넣고 끓이면 좋다.

이렇게 고르셔야겠습니다

생미역, 염장 미역, 마른 미역이 있는데, 생미역의 경우 검푸른 빛이 고르게 보이면서 만져보았을 때 잡티가 없고 두꺼운 것이 좋다. 마른 미역은 이상한 냄새가 나는지 살피고, 눅눅하지 않고 잘 건조된 것을 고른다. 또한 마른 미역은 쥐었을 때 딱딱한 느낌이 드는 것이 좋으며, 물에 담갔을 때 잎이 조각조각 풀어지지 않는 것이 좋다.

처 방 식 품 1 5

새우
냉증 완화, 저혈압·식욕부진 개선

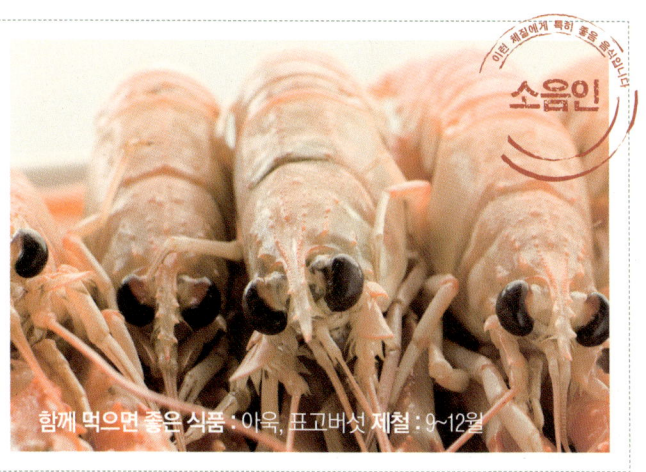

함께 먹으면 좋은 식품 : 아욱, 표고버섯   제철 : 9~12월

왜 좋은가부터 아셔야겠습니다

달큰한 맛을 내는 새우는 어른 아이 할 것 없이 좋아하는 식품. 세계적으로 2천500여 종이 있는데 우리나라에는 서해안의 대하, 남해안의 보리새우, 젓새우 등이 일반적이다. 『본초강목』을 보면 새우가 "회충을 없애고, 입안이 헐거나 몸이 가려울 때 효험이 있으며, 양기를 왕성하게 해주는 식품"이라고 나와 있다. 또 민간요법으로 혈관 질환이나 위궤양, 생인손, 체증 같은 질환을 다스리는 데 새우를 이용하기로 했다. 새우는 체내에 뭉쳐 있는 혈액을 풀어주기 때문에 타박상이나 동맥경화증, 뇌졸중 등에도 좋은 것으로 알려졌다.

새우의 껍데기 부분에 함유된 키토산은 노화를 예방하고 체내 불순물을 제거하는 효과가 탁월하다. 그런데 이런 효능은 대하보다는 잔새우가 더 뛰어나다. 껍질째 먹을 수 있는 마른 새우가 좋은 것도 이런 이유 때문이다.

새우에 들어 있는 타우린과 베타인은 강장 효과가 뛰어나고, 콜레스테롤을 줄이는 작용을 한다. 또한 우리 몸에 꼭 필요한 메치오닌이나 글리신, 라이신 등 필수아미노산도 듬뿍 들어 있어 성인병 예방에 도움을 준다. 특히 표고버섯과 함께 요리해서 먹으면 항암 효과도 얻을 수 있는데, 너무 많이 먹으면 몸에 열이 생기기도 하므로 주의할 것. 특히 비린 음식에 알레르기 반응을 보이는 사람은 두드러기나 위통 등을 앓을 수 있으므로 가려서 먹는 것이 좋다.

새우는 찜, 구이, 튀김, 전 등 어떤 요리에나 활용할 수 있고 새우젓으로도 이용된다. 소금구이는 껍질째 먹는 것이 콜레스데롤 섭취를 막아준다. 간장게장 같은 새우장을 담그는 것도 별미. 간장과 물을 1:5 비율로 잡고 올리고당, 설탕, 매실액, 고추, 양파, 생강, 마늘 등을 넣고 끓여서 완전히 식힌 뒤 새우에 붓는다. 3일 정도 지나 국물만 따라낸 뒤 청주 ½컵을 붓고 끓여서 식힌 다음 다시 부어 맛이 들면 먹는다.

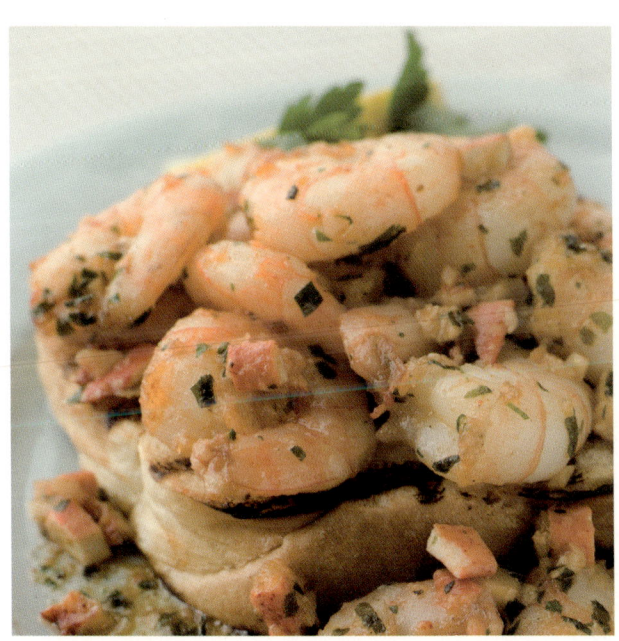

이렇게 고르셔야겠습니다

새우는 껍질의 윤기가 좋으면서 몸이 팽팽하고 탄력이 있는 것을 고르는 것이 좋다. 신선한 새우의 경우 살이 투명하다. 보통 머리부터 상하는 식품이므로 머리나 꼬리가 검다면 이미 상한 것이라고 볼 수 있다.

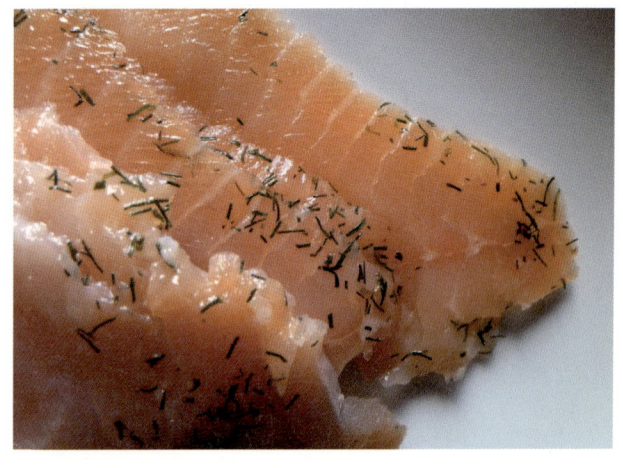

왜 좋은가부터 아셔야겠습니다

언젠가부터 우리 식탁에 자주 등장하게 된 식재료 중 하나가 바로 연어다. 비린내 없이 담백한데다 다양하게 조리할 수 있어 좋은 연어는 〈타임〉지가 선정한 10대 건강식품 중 하나. 연어는 단백질과 지질의 함량이 높은 고칼로리 생선으로 비타민과 무기질이 골고루 함유되어 있다. 특히 다른 생선에서는 보기 힘든 비타민 A·D·B_1, 니아신 등이 균형 있게 함유되어 있다. 연어는 고등어와 같이 심장을 건강하게 하며 류머티즘, 루푸스 등 면역 결핍 질환의 생성을 막아줄 뿐 아니라 알츠하이머 같은 노인성 질환의 예방에도 좋다. 또한 연어는 여성의 빈혈이나 냉증에도 효과적이다.

특히 연어에 듬뿍 함유되어 있는 고도 불포화지방산인 DHA, 오메가-3 지방산은 각종 질병을 예방하는 효과가 있다. 최근 건강 성분으로 주목받기 시작한 오메가-3 지방산은 동맥경화를 막고 체내의 콜레스테롤을 감소시키는 역할도 한다. 연어에는 비타민 A도 많이 포함되어 있는데, 세포의 주요한 에너지원으로 피부를 곱게 만들고 세포막을 구성하며 두뇌 발달에도 빼놓을 수 없는 기능을 한다.

감기에 잘 걸리는 사람, 눈이 쉽게 피로해지는 사람, 피부가 푸석한 사람은 비타민 A의 부족이 원인일 수 있으므로 연어를 꾸준히 먹으면 좋다. 훈제연어를 쌈으로 먹거나 연어스테이크로 먹는 게 일반적인데 그냥 굽는 것보다 버터에 굽는 것이 풍미가 더 좋다.

이렇게 만들어 드시면 좋겠습니다

● **구이로…** 연어의 살이 붉은빛을 띠는 것은 카로틴 때문인데 버터구이, 튀김 등 기름을 써서 조리하면 체내 흡수가 훨씬 잘 된다. 위가 찬 사람은 연어에 버터를 발라서 살짝 구워 먹으면 몸이 더 따뜻해지고 냉증을 없앨 수 있다. 버터에 구우면 살이 연해지고 소화도 더 잘 된다.

이렇게 고르셔야겠습니다

사육된 연어는 자연산에 비해 영양 효과가 떨어질 뿐 아니라 몸에 해로운 화학물질이 쌓여 있을 수 있다. 연어를 사기 전에 농장에서 사육한 것인지 또는 자연산인지를 확인하는 게 좋고, 수입산인 경우에는 오염도가 적은 알래스카산 연어를 사는 것이 좋다.

처 방 식 품 16

연어
동맥경화 예방, 면역력 증진

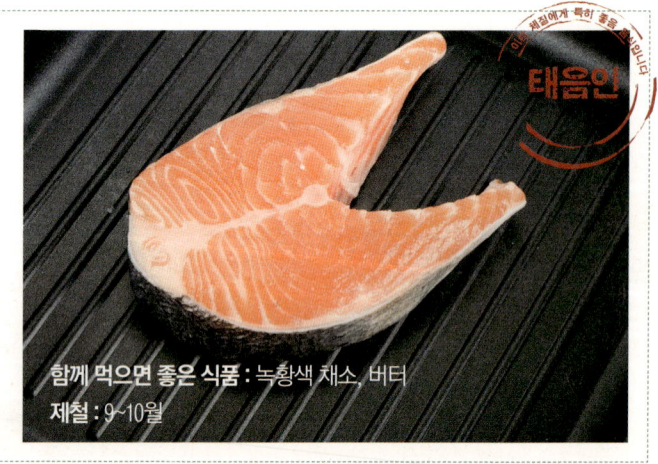

함께 먹으면 좋은 식품 : 녹황색 채소, 버터
제철 : 9~10월

처 방 식 품 17

오징어
간 기능 개선, 혈액 정화, 순환기 질환 개선

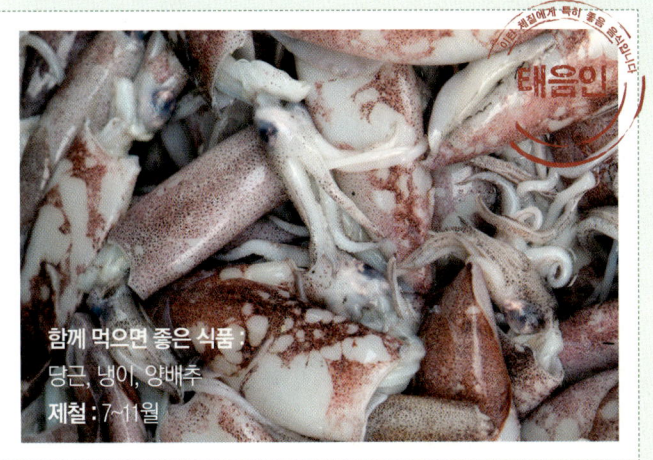

함께 먹으면 좋은 식품 : 당근, 냉이, 양배추
제철 : 7~11월

왜 좋은가부터 아셔야겠습니다

피로 해소에 탁월한 능력을 발휘하는 오징어는 단백질, 칼슘, 인 등도 고루 함유돼 있으며 소화도 잘 된다. 쇠고기의 16배, 우유의 47배나 되는 타우린과 고단백질이 뇌세포 형성에 도움을 주어 오징어를 많이 먹으면 머리가 좋아진다는 말도 있다. EPS, DHA 등 고도 불포화지방산이 많이 함유되어 기억력 향상에도 도움을 준다. 특히 오징어에 들어 있는 타우린 성분은 콜레스테롤을 억제하고, 인슐린 분비를 촉진해 각종 성인병과 당뇨를 예방하는 효과가 있는 것으로 알려져 있다.

오징어에는 인체 세포 대사에 필수적인 희귀 미네랄 원소인 셀레늄이 다량 함유되어 있는데 셀레늄은 인체 내에서 강력한 항산화 작용을 해 성인병과 암 예방, 중금속 배출 등에 효과적이다. 약용으로 특히 주목을 받는 것은 '해지소'라 불리는 오징어 뼈인데 이것을 삶아서 가루 낸 것은 지혈 작용이 뛰어날 뿐만 아니라 위궤양, 십이지장궤양에도 좋다.

다만, 마른 오징어는 타우린 함량도 높지만 콜레스테롤 함량도 높아진다. 콜레스테롤 수치가 높거나 다이어트를 할 때는 지나치게 많이 먹지 않도록 주의한다.

이렇게 고르셔야겠습니다

7~8월에 잡히는 중간 크기의 오징어가 가장 맛있다. 갓 잡은 오징어는 몸통이 투명하고 맑은 초록색을 띤다. 몸통이 단단하고 두툼한 것, 껍질에 흠이 없는 것이 싱싱하다. 시간이 지날수록 유백색이 되며 살갗에 기생충이 붙을 수 있으므로 자세히 살펴본다. 구입하자마자 내장을 분리하면 기생충 감염을 피할 수 있다.

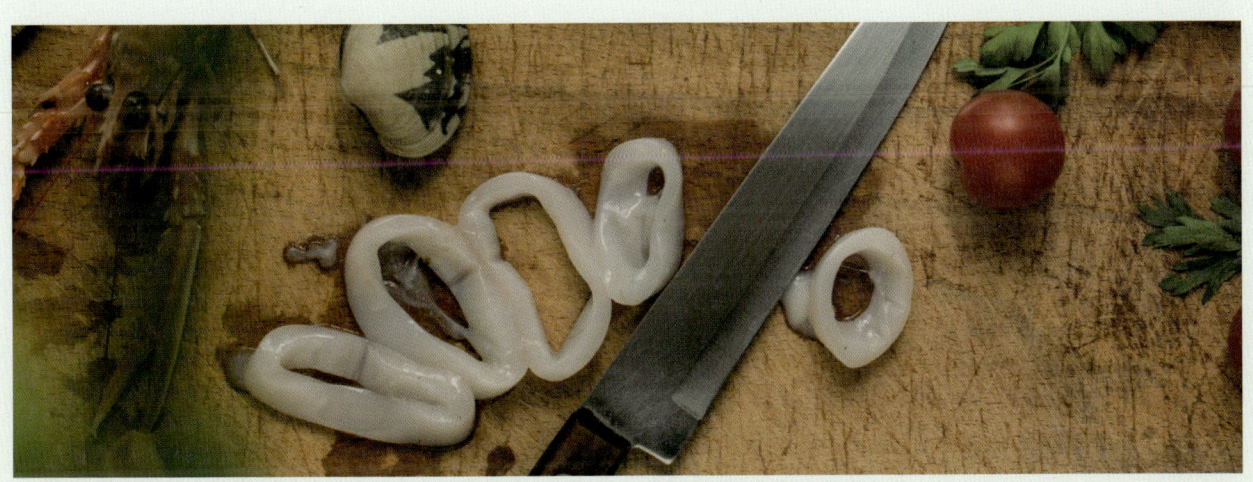

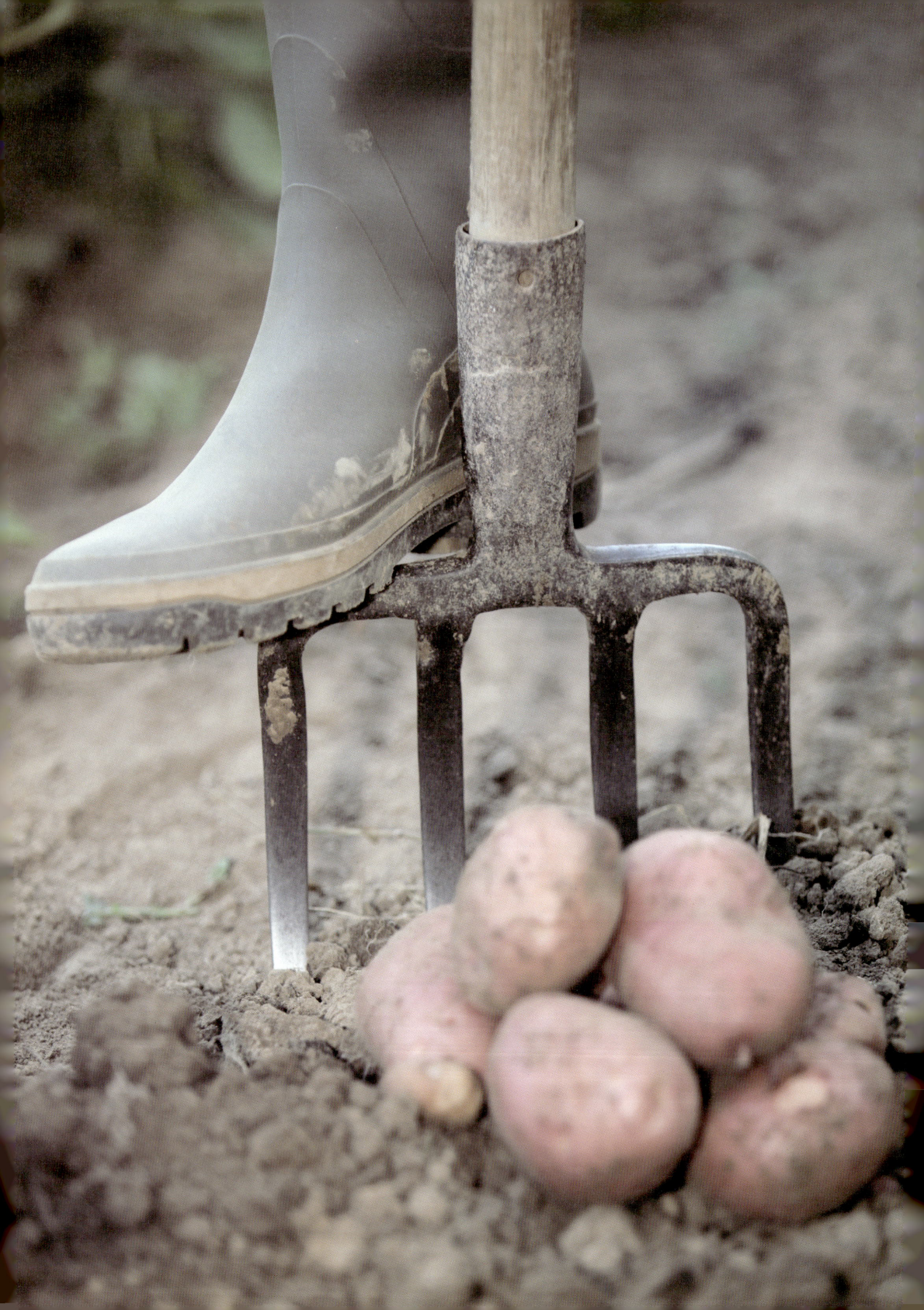

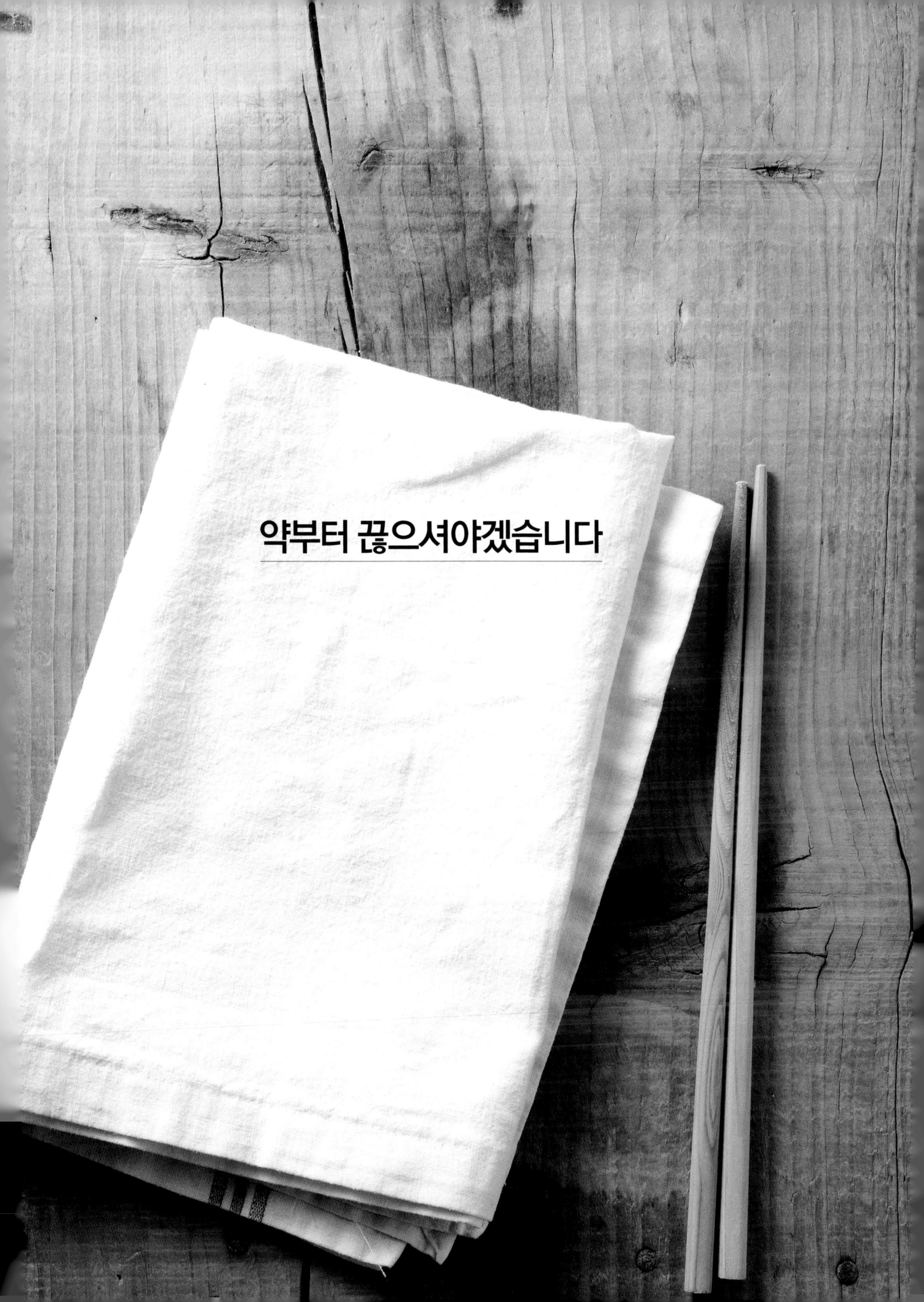

약 대신 음식으로 병을 이기는
기적의 건강 밥상 프로젝트
약부터
끊으셔야겠습니다

초판 1쇄 발행 2013년 8월 30일
초판 2쇄 발행 2014년 11월 5일

지은이 | 에프북
감수 | 이원영(한의학 박사·미주 중앙일보 논설위원)
펴낸이 | 김우연, 계명훈
기획·진행 | fbook
　　　　　김수경, 김연, 배수은, 박혜숙, 김진경, 최윤정
마케팅 | 함송이, 강소연
디자인 | design group ALL(02-776-9862)
사진 | 한정수(etc. studio 02-3442-1907)
교정 | 전남희
인쇄 | 다라니인쇄
펴낸 곳 | for book 서울시 마포구 공덕동 105-219 정화빌딩 3층
　　　　 02-753-2700(판매) 02-335-3012(편집)
출판 등록 | 2005년 8월 5일 제 2-4209호

값 8,000원
ISBN 978-89-93418-65-1　13510

본 저작물은 for book에서 저작권자와의 계약에 따라 발행한 것이므로
본사의 허락 없이는 어떠한 형태나 수단으로도 이 책의 내용을 사용할 수 없습니다.

※ 잘못된 책은 바꾸어 드립니다.